BARBARA SIMONSOHN

SÄUREN LOSWERDEN

VON DARMREINIGUNG ÜBER MASSAGE BIS BASENWICKEL:

ALLES, was hilft, GESUND & FIT zu werden!

Schirner Verlag

Die Ratschläge in diesem Buch sind sorgfältig erwogen und geprüft. Sie bieten jedoch keinen Ersatz für kompetenten medizinischen Rat, sondern dienen der Begleitung und der Anregung der Selbstheilungskräfte. Alle Angaben in diesem Buch erfolgen daher ohne Gewährleistung oder Garantie seitens der Autorin oder des Verlages. Eine Haftung der Autorin bzw. des Verlages und seiner Beauftragten für Personen-, Sach- und Vermögensschäden ist ausgeschlossen.

Dieses Buch enthält Verweise zu Webseiten, auf deren Inhalte der Verlag keinen Einfluss hat. Für diese Inhalte wird seitens des Verlags keine Gewähr übernommen. Für die Inhalte der verlinkten Seiten ist stets der jeweilige Anbieter oder Betreiber der Seiten verantwortlich.

Wir verzichten auf das Einschweißen unserer Bücher – **UNSERER UMWELT ZULIEBE!**

ISBN Printausgabe: 978-3-8434-1557-6
ISBN E-Book: 978-3-8434-6535-9

Barbara Simonsohn:
Säuren loswerden
Von Darmreinigung über Massage bis Basenwickel: Alles, was hilft, gesund & fit zu werden!

Umschlag: Anna Twele, Schirner, unter Verwendung von #2266502845 (© Jeronimo Vilaplana), #2221952137 (© StudioPhotoDFlorez), #1431751547 (© Tatjana Baibakova) und #163434386 (© B-D-S Piotr Marcinski), www.shutterstock.com
Layout: Anna Twele, Schirner
Lektorat: Bastian Rittinghaus, Schirner
Printed by: Ren Medien GmbH, Germany

www.schirner.com

Neuausgabe 2023 mit neuem Titel (vormals »Azidose-Therapie«) –
1. Auflage Januar 2024

INHALT

DANKSAGUNG

Ich danke Renate Collier, dass sie mir meine Gesundheit zurückgegeben und mir gezeigt hat, wie ich diese erhalte. Und dafür, dass ich mich aufgrund dessen seither für Ernährung interessiere und schon viele Bücher darüber geschrieben habe.

Ich danke auch Ilona Schütt, einer der besten Collier-Schülerinnen, die ich kenne, für die kompetente Optimierung der Kapitel für dieses Buch. Ilona, du hast begnadete Hände! Die Azidose-Ganzkörpermassage, die ich von dir bekam, war der Himmel auf Erden.

VORWORT

VON DR. RUEDIGER DAHLKE

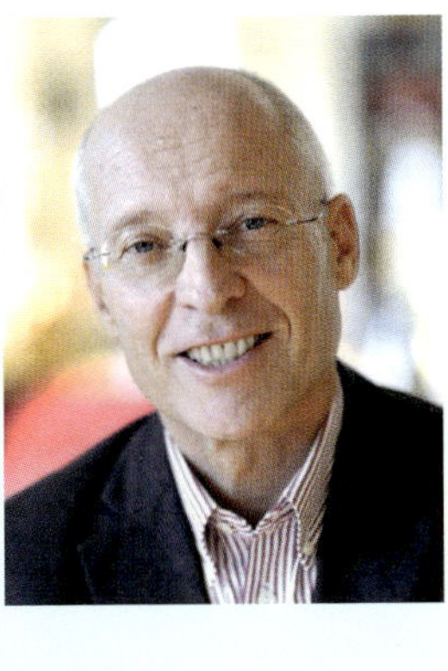

Bereits der deutsche Arzt und Forscher Otto Warburg, der 1931 den Medizin-Nobelpreis erhielt, fand heraus, dass sich Krebszellen gegenüber gesunden Zellen durch einen höheren Laktat- bzw. Milchsäure-Spiegel aufgrund anaerober Glykolyse auszeichnen. Er hielt diese Übersäuerung schon damals für die Entstehungsbasis von Krebs. Leider wurde dieser Ansatz von einer auf Chemotherapie und das damit zu machende Geschäft fixierten Pharmaindustrie, die immer größere Teile der Schulmedizin in ihren Einfluss brachte, ignoriert.

Am Ende meines Studiums vor fast 40 Jahren wurde dieser Ansatz nur noch in der Komplementärmedizin vertreten. Heute allerdings ist Fasten durch die wissenschaftliche Forschung des Italieners Dr. Valter Longo in den USA zu einer bewährten Behandlung bei Krebs geworden und wird sogar parallel zur Chemotherapie angewandt, weil es nachweislich gesunde Zellen stärkt und kranke schwächt. Zumindest einen entscheidenden Anteil dürfte daran die Entsäuerung haben, die beim Fasten stattfindet.

Auch bei den noch erstaunlicheren Heilwirkungen pflanzlich-vollwertiger Kost im Sinne von »Peace-Food« ist Entsäuerung durch deren Basenüberschuss ein wesentlicher, wenn nicht sogar entscheidender Faktor. Fast alle Gemüse fördern eine Alkalisierung des Gewebes und wirken so den modernen Säurefluten entgegen.

Aus persönlicher Erfahrung kann ich nach 45 Jahren vegetarischer Ernährung, bei der ich schon auf Milch und Eier verzichtete, und seit zehn Jahren konsequent veganer Kost und regelmäßigem Mitfasten bei meinen Fasten-Seminaren in Frühjahr und Winter berichten, von diesem tendenziell basischen Stoffwechsel sehr profitiert zu haben. Das Rheuma, das mir eine ärztliche Kollegin und Iridiologin aufgrund eines gut ausgebildeten Rheumaringes im Auge voraussagte, konnte ich bis heute vermeiden. Mit 65 Jahren habe ich keine Gelenkprobleme, sondern kann im Gegenteil weiter im Lotossitz meditieren und auch wieder bequem daraus aufstehen. Letzteres verdanke ich dem Umstieg von vegetarisch auf vegan. Als ich nicht nur die Milch, der ich immer widerstanden hatte, sondern alle Milchprodukte konsequent wegließ, verschwanden diesbezüglich entstandene Probleme wieder spurlos.

Tatsächlich hat dieser Lebensstil auch vielen Rheumapatienten dazu verholfen, ihr Rheuma wieder loszuwerden. Eine völlig übersäuerte, seit 40 Jahren von Rheuma geplagte Patientin hatte mit 70 Jahren ihre erste und obendrein schwere Fastenzeit mit erheblichen Erstreaktionen. Aber nach der Woche war sie ohne Medikamente fast schmerzfrei. Die zur Erhaltung dieses beglückenden Ergebnisses empfohlene pflanzlich-vollwertige »Peace-Food«-Kost traute sie sich nicht zu. Als aber die Schmerzen nach der Aufbauzeit mit der Mischkost zurückkamen, rang sie sich doch zum Pflanzlich-Vollwertigen durch und hat seitdem keine Schmerzen mehr gehabt. In ihrer zweiten Fastenwoche war sie unbeschreiblich glücklich und dann für einen Moment so traurig, dass ihr das nicht schon vor 40 Jahren geraten worden war.

Heute liegt diese Chance so nahe, und ich bin froh, in dieser Zeit Arzt sein zu dürfen, in der Fasten endlich wissenschaftliche Anerkennung bekommt, »Peace-Food« mit unzähligen Studien untermauert ist und die deutsche Ärztekammer sogar die Krankheitsdeutungen von »Krankheit als Symbol« im Rahmen der Integralen Medizin-Ausbildung für Ärzte anerkennt.

In diese vom Gesundheitsgesichtspunkt wundervolle Zeit passt auch dieses wichtige Azidose-Buch von Barbara Simonsohn, die seit so vielen Jahren der neuen (Ernährungs-)Medizin mit ihren Büchern dient und auf die Sprünge hilft.

Dieses Buch kann vielen helfen, die Übersäuerung als eines der Grundübel unserer an Problemen reichen Gesundheitsmisere zu erkennen. Das ist besonders wichtig angesichts einer Schulmedizin, die den Zusammenhang zwischen Übersäuerung und Krebs, aber auch so vielen anderen Krankheitsbildern noch immer und fast konsequent übersieht sowie durch die Kunstfehler ihrer Vertreter und die Nebenwirkungen der von ihnen verordneten Pharmazeutika zum Schatten ihrer selbst geworden ist, nämlich zur dritthäufigsten Todesursache nach Herzproblemen und Krebs.

Wenn ich meine vier wirksamsten Mittel anschaue, dienen drei von ihnen direkt auch der Entsäuerung, neben Fasten und »Peace-Food« auch der »Verbundene Atem«, jene Überschwemmung mit der Lebenskraft Prana. Und letztlich zielt auch das Kernstück meiner Therapieempfehlungen, die Krankheitsbilderdeutung von »Krankheit als Symbol«, auf die Verwirklichung der Mitte, die immer Ziel der *Medi*zin wie auch der *Medi*tation war. Insofern ist Entsäuerung auch ein echtes Re*medium*, wie früher Heil*mittel* hießen: Sie bringt zurück ins Gleichgewicht.

Das Besondere dieses Buches von Barbara Simonsohn, das es von anderen Azidose-Büchern abhebt, ist sein ganzheitlicher Ansatz, die Beschreibung der Auswirkungen von Entsäuerung nicht nur auf den Körper, sondern auch auf die Seele und den Geist. Übersäuerung bedeutet letztlich, zu tief in den archetypisch männlichen Pol gerutscht zu sein, was auch tiefe spirituelle Erfahrungen verhindert. Erleuchtung heißt in seiner Doppelbedeutung im englischen »Enlightenment« auch »Erleichterung«. Entsäuerung aber ist eine Form von körperlicher Entschlackung, die bis auf seelische und geistige Ebene erleichtert und befreit. Aber selbstverständlich wird auch die Rolle von Bewegung und Entspannung dargestellt beim Loswerden überflüssiger Säure.

Meines Wissens ist dieses auch das erste Buch über die Azidose-Therapie nach Dr. Renate Collier, das ihre genialen Massagen berücksichtigt und entsprechende Anleitungen enthält, sie sogar in Eigenregie durchzuführen wie eine Kopf-Nacken-Selbstmassage, eine Bauch- und eine Bein-Fuß-Selbstmassage.

So wünsche ich diesem Buch von Barbara Simonsohn den verdienten Erfolg und der Medizin, dass sie sich seinen Anregungen öffnet, sie prüft, anerkennt und verwirklicht – je früher, desto besser. Den Patientinnen und Patienten können sie zu einem schmerzfreieren, entspannteren, geschmeidigeren, ja, beschwingteren Leben verhelfen, und indem sie den großen Geißeln der Moderne wie Krebs und Entzündungen die Grundlage entziehen, haben sie echte Vorbeugung zu bieten.

Ruediger Dahlke

Bürgenstock im Juli 2016
www.dahlke.at

EINLEITUNG

ODER: WIE ICH ZUR AZIDOSE-THERAPIE KAM

»ES LIEGT MIR AM HERZEN, DEN MENSCHEN ZU HELFEN, BEVOR SIE UNHEILBAR WERDEN.«
(Renate Collier)

Ich war erst 23 Jahre alt und hatte oft das Gefühl, mein Leben sei nicht mehr so recht lebenswert. Oft quälte ich mich morgens aus dem Bett und schleppte mich zur Universität. In der Nacht waren meine Füße eiskalt und fühlten sich taub an. Eines Nachts waren zwei Zehen blau angelaufen, und ich hatte Angst, sie seien erfroren. Meine Verdauung war eine Katastrophe: mal Durchfall, dann wieder tagelang Verstopfung. Ich nahm schließlich Bisacodyl, ein pflanzliches Abführmittel.

Was ich nicht wusste: Solche Mittel rauben dem Körper wertvolle Mineralstoffe und lassen mit der Zeit den Darm erschlaffen. Außerdem können sie zur Gewöhnung führen. In meiner Bisacodyl-Zeit war ich auf 21 Tabletten täglich, und dennoch funktionierte die Verdauung oft nicht. Ich hatte ständig einen Blähbauch, besonders nach dem Frischkornbrei, den ich morgens aß. Fast immer war ich müde und erschöpft, fühlte mich von allem überfordert, die Lebensfreude war mir abhandengekommen.

Dann hatten wir einen Gesundheitstag in der Universität. Im Philosophenturm der Hamburger Uni hielt die Ärztin Renate Collier einen Vortrag über Gesundheit, Übersäuerung und Azidose-Therapie. Ich war fasziniert von dieser kleinen energievollen Person. Alles, was sie sagte, hinterließ bei mir einen bleibenden Eindruck, weil sie genau über meine Gesundheitsprobleme redete.

Nach dem Vortrag konnte ich es nicht erwarten, mit ihr zu sprechen. Ich erzählte ihr von meinen Symptomen. Sie schaute mich aufmerksam an, als ob sie alles in meinem Gesicht sehen könnte. Wie ich später erfuhr, kann man tatsächlich schon am Gesicht ablesen, ob und wie stark jemand übersäuert ist. Sie empfahl mir eine offene Badekur in Westerland/Sylt, wo sie ärztliche Leiterin einer Kurklinik war. Geld für eine stationäre Azidose-Kur hatte ich als BAföG-Studentin nicht.

Keine fünf Wochen später war ich dort. Während der gründlichen Anamnese massierte Renate Collier meinen Bauch. Erst konnte sie meinen Querdarm nicht finden, denn mein Darm war so erschlafft, dass er sich unter dem Schambein verkrochen hatte. Renate Collier erklärte mir, warum ich solche Probleme hatte. Dass ich mit Bisacodyl und Frischkornbrei alles nur noch schlimmer machte. Es sei für mich fünf vor zwölf, beinahe hätte ich mir einen Organschaden zugezogen. Schon während ihrer Bauchmassage entspannte sich mein Darm, und ich fühlte mehr Lebensenergie. Noch viele dieser Massagen sollte ich von ihr erhalten. Ihr Ansatz war ein ganzheitlicher. Während der morgendlichen Bauchmassagen interpretierte sie mir gekonnt die Träume der letzten Nacht. Durch die Entsäuerung trennte sich nicht nur der Körper von Schlacken, Säuren und Giften, die Generalreinigung betraf auch die Seele.

Im Laufe der Kur wurden mir und den anderen Patienten die Rückenmassage, die Kopf-Nacken-Massage im Sitzen, die Beinselbst- und die Bauchselbstmassage gezeigt. Von Anfang an massierten wir uns auch gegenseitig. Das war das ganz große Plus bei dieser Mayr-Ärztin: Sie erklärte alles so, dass jeder sie verstehen konnte, und erzog ihre Patienten zur Selbstständigkeit. Sogenannte Götter in Weiß gab es für sie nicht, jeder wurde ernst genommen, musste aber auch im wörtlichen Sinn mit anpacken. Dafür, dass sie ihren Patienten die Bauchmassage als Selbstmassage beibrachte, flog sie hochkant aus dem Bund der Mayr-Ärzte hinaus. Damals hatte dieser Verband nicht den mündigen Patienten im Sinn, Franz X. Mayr hätte die Angelegenheit wahrscheinlich anders gesehen. Als sie viele Jahrzehnte später wieder aufgenommen werden sollte, lehnte sie dankend ab.

Renate Collier war mit ihrer Azidose-Therapie eine Außenseiterin. Noch heute ist es so: Wenn man seinem Arzt von Säuren oder Schlacken erzählt, bekommt man meist zu hören, so etwas gebe es nicht. Wer einmal eine gründliche Azidose-Kur absolviert hat, weiß es besser.

Ich habe bei Renate Collier gleich 28 Tage lang gefastet mit täglicher Darmreinigung. In der dritten Woche hörte ich in der Kloschüssel ein Geräusch, als wenn ein metallener Gegenstand hineingefallen wäre. Ich angelte den fünf Zentimeter langen, verschlungenen Gegenstand heraus. Renate Collier erklärte mir, dass es sich um einen versteinerten Kotrest handelte, der sich lange in meinen Darmzotten versteckt hatte.

Nach Fastenkrisen am fünften und sechsten Tag und vom zehnten bis zwölften Tag erlebte ich überschäumende Lebensfreude und eine unerschöpfliche Energie, sodass ich zierliche Person schwergewichtige Patienten behandeln und bei Windstärke sechs gegen den Sturm auf dem Deich radeln konnte – und dem Wind dabei noch laut entgegensang. Das war in der vierten Fastenwoche.

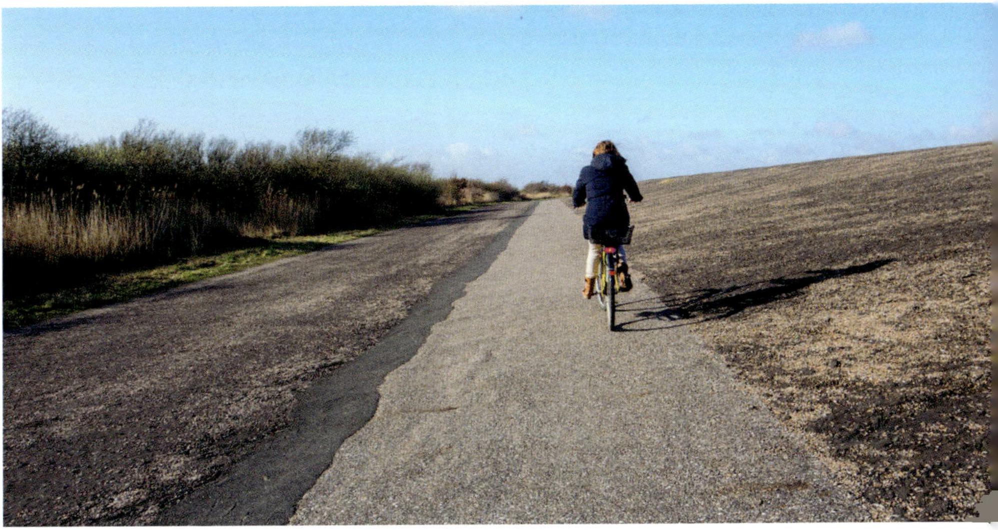

Meine Begeisterung über die heilende Wirkung der Azidose-Therapie, die ich bei mir und anderen beobachtete, kannte keine Grenzen. Ich organisierte für Renate Collier die ersten Seminare an der Hamburger Volkshochschule. Auch hier wurden die Teilnehmer gleich angeleitet, sich gegenseitig zu massieren. An ihrem ersten Seminar für Azidose-Therapie-Seminarleiter nahm ich teil und hielt am Ende stolz meine Urkunde in Händen. Ich weiß nicht mehr, wie viele Vorträge und Kurseminare ich bei der begnadeten Ärztin besucht habe. Sie war ein Füllhorn an Wissen und Erfahrung – und dabei immer bescheiden, Bewunderung war ihr eher peinlich. Dabei hat sie Unzähligen zu einem gesünderen, säureärmeren Leben verholfen. Im Namen auch all jener: Danke schön!

Renate Collier wollte immer ein Buch über die Azidose-Therapie für Laien schreiben. Dazu ist es nicht mehr gekommen. Sie starb, viel zu früh, mit 82 Jahren an einem Schlaganfall.

Mit meinem kleinen Buch möchte ich ihr, dieser mutigen Pionierin, wenigstens ein kleines Denkmal setzen. Heute sind Publikationen über den Darm en vogue – man denke an »Darm mit Charme« –, doch damals vor 30 Jahren war das Thema verpönt. Wir schickten schon Menschen zum Mond, aber der Darm mit seinen vielfältigen Aufgaben als Basis unserer Gesundheit war Terra incognita. Ich weiß, Renate Collier hätte ihr Azidose-Werk (noch) besser und fundierter geschrieben. Vielleicht schaut sie mir von einer Wolke aus zu und lächelt. Möge dieses Buch einen Unterschied in Ihrem Leben machen, Sie zu noch strahlenderer Gesundheit führen. Dann hat es seinen Zweck erfüllt.

RENATE COLLIER – EIN LEBEN GEGEN DEN STROM

»DER SÄURE-BASEN-HAUSHALT IST DAS GRÖSSTE, OFT EXISTENZIELLE PROBLEM DES STOFFWECHSELS UND DAMIT DES MENSCHEN.«
(Renate Collier)

Renate Collier hat nie eine Autobiografie geschrieben, was angesichts ihres bewegten und bedeutenden Lebens sehr schade ist. Sie kam einfach nicht dazu. Ständig wurde sie belagert von Kurgästen, gab Seminare und hatte Besuch. Am Ende ihres Lebens genoss sie auch die Anerkennung von vielen Ärzten, was sie lange Zeit vermisst hatte.

Sie war wie ich eine Wassermann-Frau, daher waren wir uns vom Wesen sehr ähnlich: dickköpfig, offen für Neues, begeisterungsfähig, visionär, mit weitem Blick, allergisch gegen selbst ernannte Autoritäten. Sie war ein zierliches Persönchen, aber zäh, mit wachem Blick. Wenn sich ihr Gesicht durch ein Lächeln erhellte, war es, als ginge die Sonne auf.

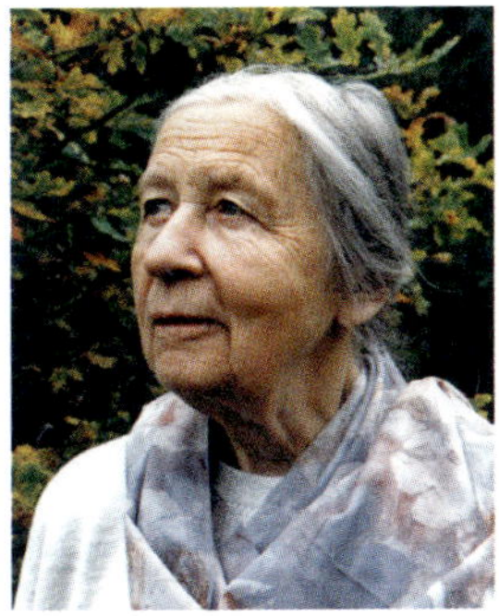

Renate Collier wurde am 7. Februar 1919 in Krailling bei München geboren. Sie wuchs an der Kurischen Nehrung auf und studierte nach dem Abitur – ihre Abiturarbeit schrieb sie über den großen Arzt Paracelsus – in Königsberg Medizin. Damals war es noch nicht üblich, dass Frauen Medizin studierten, aber Renate Collier ging ihren Weg.

Mit 24 Jahren leitete sie bereits die Abteilung für chirurgische und innere Medizin an einem Krankenhaus in Lyck im ehemaligen Ostpreußen. Als 1945 die Russen kamen, floh sie mit ihren transportfähigen Patienten in Richtung Westen. Diese traumatische Zeit hat sie nie vergessen. Solche Erlebnisse stärkten sie letztlich, führten aber auch dazu, dass sie ihren Gefühlen selten freien Lauf ließ. 1952 eröffnete sie eine Praxis als Kneipp-Ärztin in Bielefeld und entwickelte eine eigene Therapie. Bald erkannte sie, dass sie diese ambulant nur ungenügend durchführen konnte. Daher verlegte sie ihr Arbeitsgebiet in zum Teil selbst gegründete Kurheime und Sanatorien, wo sie 17 Jahre tätig war, bis sie sich 1984 pensionieren ließ und ihren immer noch sehr aktiven Unruhestand begann.

Wie kam Renate Collier auf das Thema *Azidose?* Ein Schlüsselerlebnis:[1] Eine Patientin kam mit diffusen Beschwerden in ihre Praxis: Müdigkeit, schlechte Verdauung, Schlafstörungen, Kopfschmerzen, Schwindel und ein blasses und verquollenes Aussehen. Sie war schon

1 Dies beschrieb Renate Collier selbst in einem Artikel in der Zeitschrift »naturamed« (13. Jhg. 1998, Nr. 2).

bei diversen Ärzten für Allgemeinmedizin gewesen, doch die Laborwerte waren unauffällig. Ziemlich ratlos und verlegen begann Renate Collier, ihr nach den Massageregeln von Ulrich Storck Rücken, Bauch und Beine zu massieren. Sie behandelte sie zudem mit Güssen und Wickeln nach Kneipp und verordnete ihr eine Diät nach Bircher-Benner und Kneipp.

Das Wunder geschah. »Nach sechs Wochen stand eine junge, schöne und gesunde Frau vor mir«, berichtet Renate Collier. Die Metamorphose war durch das Ausschwemmen ungeheurer Wassermengen eingetreten. Die Kopfschmerzen waren verschwunden, die Frau hatte insgesamt sechs Kilo Gewicht verloren. Hieß schön etwa auch gesund? Fortan behandelte sie alle »hässlichen« Patienten genau so. Ihre genialen Hände massierten einfach alles Unschöne weg, sie meißelte sozusagen an ihnen wie ein Bildhauer an seinen Kunstwerken.

Dann fielen Renate Collier die Bücher des ebenfalls genialen Außenseiters Franz X. Mayr in die Hände. Das Buch »Schönheit und Verdauung« faszinierte sie am meisten. Sie lernte Mayr schließlich persönlich kennen, wurde Mayr-Ärztin und eröffnete als solche 1960 ihr erstes Kurheim bei Detmold. Offenbar war wirklich der Darm die Wurzel allen Übels. Doch etwas enttäuschte sie: Über kurz oder lang sah sie alle ihre Patienten wieder. Der Erfolg hielt offenbar nicht an.

Im Buch »Vegetative Ermüdung als pathogenetisches Prinzip« des Schweizer Zahnarztes Hugo Batt fand sie eine Erklärung: Die meisten Patienten, so auch ihr erster Fall, litten an einer funktionellen Reizstörung des Vegetativums, die schließlich zu dessen Erschöpfung führte. Batt hatte nicht nur die Störung entdeckt und analysiert, sondern auch festgestellt, dass sie reversibel ist, wenn man dem Patienten Ruhe zur Regeneration des Nervensystems gönnt.

Dann las Renate Collier das Buch »Der Säure-Basenhaushalt des menschlichen Organismus« von Friedrich F. Sander und entdeckte darin das noch fehlende Puzzleteil: Sie machte ihre Patienten zu Mitwissern und mündigen Gesundheitsexperten, indem sie ihnen fundiert und doch verständlich die Hintergründe erklärte und ihnen gleichzeitig die Massagen und Selbstmassagen beibrachte. In ihrem Buch »Wie neugeboren durch Darmreinigung« beschrieb sie ausführlich die Bauchselbstmassage, sodass jeder sie erlernen konnte. Einige Fachkollegen verärgerte dies, doch das Wohl ihrer Patienten hatte für sie stets höchste Priorität.

»DER NORMALE UND GESUNDE STOFFWECHSEL FUNKTIONIERT NUR INNERHALB EINES BASISCHEN MILIEUS. DAS LEBEN IST IM (BASISCHEN) MEER ENTSTANDEN, WIE ES DEN FÖTUS UND AUCH DEN SÄUGLING NOCH AUSZEICHNET.«
(Erich Rauch)

Übrigens war Renate Collier nicht nur ein Menschen-, sondern auch ein Tierfreund. Wir halfen ihr, ölverschmierte Vögel zu säubern. Als meine Eltern mich einmal dort besuchten, wurden auch sie eingespannt, und mein Vater transportierte kranke Vögel in seinem Auto. Um Kosten zu sparen, konnten wir Lehrlinge umsonst bei ihr wohnen und schliefen auf den Massageliegen. Auch bei der Behandlung ihrer Patienten mussten wir natürlich mithelfen.

Gemäß ihrem Ansatz der Ermächtigung ihrer Patienten bildete Renate Collier Azidose-Seminarleiter aus, die alle mehrere große Kuren mitgemacht haben mussten, sodass sich die Therapie noch weiter verbreiten konnte. Ich habe die ersten Kurse mit ihr an der Hamburger Volkshochschule organisiert und war auf zahllosen ihrer

Kurseminare als Lernende und Assistentin dabei. Ich wurde als Erfolg der Azidose-Therapie vorgestellt. Renate Collier war immer besonders von meinem kleinen Bauch mit dem gut sichtbaren Dünndarmpaket begeistert und von meiner Leber, die klein und weich unter dem Rippenbogen zu ertasten war. Die meisten Erwachsenen haben heute eine leicht vergrößerte und verhärtete Leber aufgrund von Überbeanspruchung, was man früher als »Säuferleber« bezeichnet hätte.

Mein Leben lang werde ich wie sicherlich Tausende weitere Renate Collier dankbar sein. Sie gründete 1986 den gemeinnützigen Verein »LVH – Gesundheitskreis lernen, vorbeugen, heilen«, den jetzt ihre Tochter Sylvia Collier führt, die ebenfalls Ärztin geworden ist. Renate Collier versuchte zeit ihres Lebens, bei ihren medizinischen Kollegen anzuregen, als Ziel ärztlichen Handelns nicht die Befreiung von Krankheit zu sehen, sondern die Gesundheit. Ihr Buch »Wie neugeboren durch Darmreinigung« fand weite Verbreitung und wurde bisher ins Französische, Spanische, Chinesische, Ungarische und Polnische übersetzt.

1988 lernte Renate Collier Claus Leitzmann aus Gießen kennen, den sogenannten Ernährungspapst Deutschlands, der mit seinen Büchern über die Vollwerternährung und mit seiner Vegetarierstudie Geschichte geschrieben hat. Er erkannte die Bedeutung der Arbeit Renate Colliers und führte 1990 eine Fachtagung zum Thema *Säure-Basen-Haushalt und Vollwerternährung* durch. Damit brachte er das Thema auf das Tapet der Schulmedizin. Renate Collier sprach dort vor einem Fachpublikum über die manuelle Therapie der Gewebeazidose. Diese Veranstaltung verhalf ihr zu einem Durchbruch, viele Teilnehmer meldeten sich zu Kurseminaren an und bestellten weitere Informationen.

Heute sind die Themen *Bindegewebe* bzw. *Faszien* und *Azidose* oder *Übersäuerung* in aller Munde. Das war damals nicht so. Renate Collier bemühte sich zum Ende ihres Lebens um die wissenschaftliche Untermauerung ihrer Behandlungsmethode. Pioniere in der Erforschung des Bindegewebes waren Schade, Sander, Pischinger und Heine. Hartmut Heine beschrieb anhand elektronenoptischer Untersuchungen den Feinbau sämtlicher Strukturen des kolloidalen Grundgewebes. Als Renate Collier ihn 1994 an der Universität Gießen traf, sagte er: »Was Sie beschreiben, habe ich gesehen.« Auch die Krankenkassen wurden auf die Azidose-Kuren aufmerksam und wollten sie bezuschussen. Leider kam es nicht dazu, dabei ist bekannt: Ein Euro Prophylaxe spart sieben Euro Therapie.

Renate Collier war ihrer Zeit weit voraus, das erkenne ich beim erneuten Lesen ihrer Schriften und Bücher. Ob es das Thema *Darm, Milch, Burn-out-Prophylaxe, Biorhythmus, basische Ernährung* oder *Allergien* war, sie griff es als eine der Ersten auf. 2001 verstarb sie an den Folgen eines Schlaganfalls, so blieb ihr Werk letztlich unvollendet.

Renate Collier liebte die Menschen, und die Menschen, die zu ihr kamen, liebten sie. Ich habe noch den Klang ihrer Stimme im Ohr, wenn sie einen – egal, wie alt man war – mit »Kind« oder »Kindchen« ansprach. Mehr Ärzte ihres Schlags wünscht man sich: Solche, die den Mut haben, neue Wege zu gehen und lebenslang zu forschen, die den Menschen hinter dem Patienten sehen und ihm Tag und Nacht zur Seite stehen in unermüdlichem Einsatz für seine Gesundheit.

Möge dieses Büchlein eine Erinnerung an den wunderbaren Menschen Renate Collier sein und einen Beitrag dazu leisten, dass ihr kostbares Wissen weitergetragen wird. Unzählige Menschen haben ihr immens viel zu verdanken.

AZIDOSE – WAS IST DAS?

Übersäuerung oder Azidose ist zu einer Volkskrankheit geworden. Ärzte wie David Schweitzer schätzen, dass aufgrund unserer säureüberschüssigen Ernährung sowie weiterer säurebildender Lebenseinflüsse wie Umweltbelastung, Stress und zu geringer Ruhepausen 90 Prozent der Bevölkerung mehr oder weniger übersäuert sind.[2] Schon für Paracelsus galt die Azidose als Grundursache aller chronischen Krankheiten.

In der Medizin unterscheidet man zwischen akuter und chronischer Azidose. Eine akute Azidose ist ein lebensbedrohlicher Zustand und muss von einem Notarzt behandelt werden. Dieser Ratgeber handelt von der chronisch-latenten Azidose, einer dauerhaften und schleichenden Form der Übersäuerung von Organen und Körperzellen.

> **»DAS HÄUFIGSTE GRUNDLEIDEN DES MENSCHEN IST EIN ERNÄHRUNGS-VERDAUUNGS-STOFFWECHSELSCHADEN.«**
> (Erich Rauch)

Viele schauen mich fragend an, wenn ich über Azidose spreche. Ihr Arzt hat ihnen noch nie davon erzählt, und viele Schulmediziner bestreiten schlichtweg, dass der Körper verschlacken oder übersäuern kann. Ich schlage ihnen dann vor, mit stumpfem Kneifgriff – Fingernägel abgespreizt – in die Außenseite der Oberarme, Innenseite der Knie oder Außenseite der Oberschenkel zu greifen. »Aua«, heißt es da meist. Und ich sage: »Überall, wo es schmerzt, sitzen Säuren.«

---

2 May-Ropers, C.; Schweitzer, D.: Nie wieder sauer. München: Herbig 2008.

Friedrich Sander prägte den Begriff »latente Azidose«. Er verstand darunter »eine Linksverschiebung des Säure-Basen-Haushaltes im Organismus, die sich noch nicht im Blute bemerkbar macht, bei der also weder die Alkalireserve des Blutes – wie bei der ›kompensierten Azidose‹ – und noch weniger sein pH-Wert – wie bei der ›dekompensierten Azidose‹ – unter normale Werte abgesunken sind«.[3] Sander war auch einer der Ersten, die feststellten, dass das Bindegewebe der Ort ist, den der Organismus überwiegend als Abladeplatz für überflüssige und potenziell gefährliche Säuren nutzt. Außerdem erkannte er, dass ein kranker Darm mit unphysiologischer Bakterienflora eine der Hauptursachen der Azidose ist. »Als solche zusätzliche Quelle für saure Valenzen kommt in allererster Linie die Dysbakterie des Darmes durch säurebildende Gärungsbakterien infrage.«

Bei der Beschäftigung mit dem Säure-Basen-Haushalt befinden wir uns am Schaltpult aller Lebensprozesse im Organismus. Dieser Mechanismus sorgt für ein stabiles Milieu, in dem die vitalen biochemischen Stoffwechselvorgänge optimal ablaufen können.

Die Abkürzung »pH« steht für *Potentia Hydrogenii* und bezeichnet die Konzentration von Wasserstoffionen in der jeweiligen Lösung. Je höher die Konzentration der positiv geladenen Teilchen, desto stärker ist die Säurewirkung.

Der dänische Chemiker Sören Sörensen legte die pH-Wert-Skala 1909 fest. Sie reicht von 0 bis 14, pH-Werte unter 7 zeigen eine saure, Werte über 7 eine basische Lösung an. Ein pH-Wert von 7 gilt als neutral. Säuren sind Substanzen, die Protonen oder positiv geladene Wasserstoffteilchen abgeben, Basen dagegen Substanzen, die Protonen aufnehmen. Jeder Schritt auf der Skala ist zehnmal so sauer bzw.

3 Sander, F. F.: »Über Genese und Pathologie latenter Azidosen.« In: Der Deutsche Apotheker, 21. Jhg. Mai 1969. S. 1.

basisch wie der vorige. Eine Lösung mit pH 6 ist demnach zehnmal so sauer wie eine Lösung mit pH 7, und eine Lösung mit pH 5 ist bereits hundertmal saurer.

Den pH-Wert des Urins kann man mit Teststreifen aus der Apotheke selbst messen. Im Laufe des Tages erlebt man Säure- und Basenfluten. Die Nieren scheiden über den Harn Stoffe aus, vor allem Säuren, die sie nicht mehr benötigen.

Machen Sie einmal folgenden Test: Morgens zum Frühstück nehmen Sie einen gestrichenen Esslöffel eines Basenpräparates zu sich. Testen Sie nun den pH-Wert des Urins bis in den frühen Nachmittag hinein bei jedem Wasserlassen. Der morgendliche Basenschub müsste den Urin im Laufe des Nachmittags deutlich basisch machen. Ist dies nicht der Fall, ist das Säure-Basen-Gleichgewicht empfindlich gestört: Der Körper hat ein erhebliches Defizit und gibt die Basen nicht wieder her.

Lebensenergie wird durch die Verbrennung von Kohlenstoff aus Kohlenhydraten gewonnen. Bei dieser Verbrennung entsteht Kohlensäure oder Kohlendioxid ($H_2CO_3 \rightarrow H_2O + CO_2$). Kohlendioxid macht das Zellmilieu sauer und kann dadurch im Übermaß gefährlich werden. Der pH-Wert in den Zellen darf nur um wenige Zehntelgrad schwanken. Die Enzyme, die an allen Lebensfunktionen wie Atmung und Verdauung beteiligt sind, können ihre Wirkung sonst nicht entfalten, und all diese Prozesse würden um den Faktor 1000 verlangsamt ablaufen, womit Leben nicht mehr möglich wäre. Durch zu viel Säure kann die Zelle vergiftet werden und eingehen. Die Aktivität und Zusammenarbeit unserer etwa 60 Billionen Zellen erzeugt Lebensenergie, die Blockade der Enzymtätigkeit aber bedeutet den Zelltod.

Renate Collier schreibt: »Die Kohlensäure ist das Zellgift schlechthin.«[4] Ich ergänze: Nur gesunde Zellen können Gesundheit schenken. Zellgesundheit ist unser wahrer Wohlstand.

Es gibt im Körper Puffersysteme, um sich der potenziell gefährlichen Kohlensäure zu entledigen. Beim Ausatmen wird sie beispielsweise abgeatmet. Daher ist die tiefe Bauchatmung – die wir mit der Bauchselbstmassage wieder erlernen – für die Sauerstoffaufnahme, aber auch für die Entgiftung und Entsäuerung sehr wichtig. Innerhalb der Zelle werden die bei der Verbrennung entstandenen Säuren durch die Mineralstoffe Kalium und Natrium in harmlose Salze umgewandelt, die ins Blut abgegeben und über die Nieren ausgeschieden werden. Angesichts dieses Mechanismus kommt der Aufnahme von Mineralstoffen durch die Nahrung eine große Bedeutung zu, weil diese ständig verbraucht werden und ersetzt werden müssen.

Natürliche Lebensmittel wie Gemüse, Obst, Kräuter und Salate enthalten genau die Mineralstoffe, die wir zum Ausgleich unseres Säure-Basen-Haushalts brauchen. Der norwegische Biochemiker Ragnar Berg forderte von Gesunden, das Vierfache an diesen Basenbildnern zu essen wie an Säurebildnern. Das Verhältnis ist bei den meisten Menschen jedoch genau umgekehrt, und unsere stressige Lebensweise bringt den Haushalt zusätzlich aus dem Gleichgewicht. Was Säuren betrifft, stecken die allermeisten ganz tief in den roten Zahlen. Unser Konto ist massiv überzogen, und wir häufen immer mehr Säureschulden an. Wir sind zu sauer, und das hat Konsequenzen: »Am Anfang einer jeden Erkrankung steht ohne Ausnahme die Übersäuerung«,[5] stellte Renate Collier in ihrer unnachahmlich direkten und undiplomatischen Weise fest.

4 Collier, R.: »Der Säure-Basen-Haushalt – ein Basisgeschehen im Organismus.«

5 Ebd.

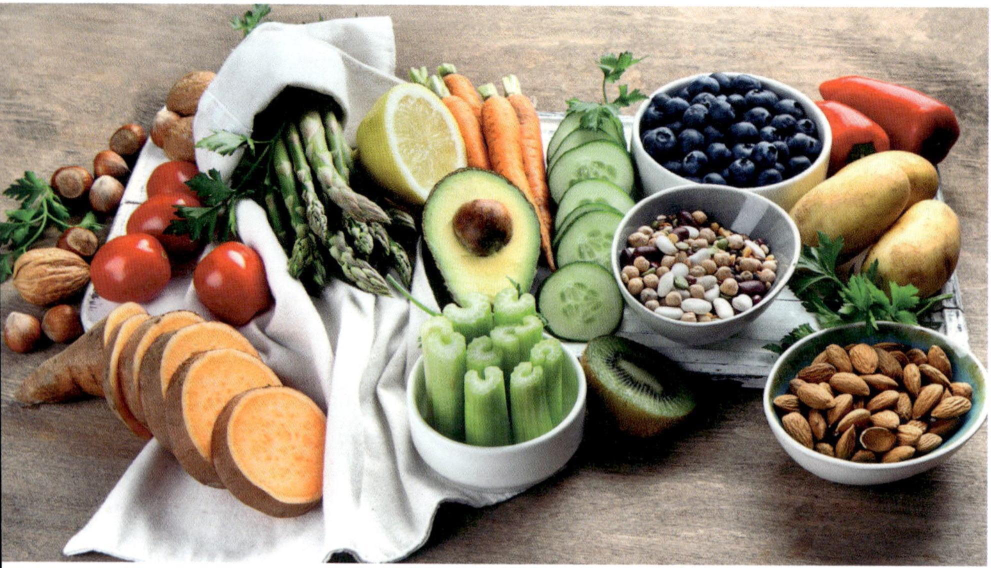

Renate Collier unterscheidet drei Stadien der Übersäuerung entsprechend ihrem Schweregrad. Bei der latenten Azidose füllen sich langsam die Depots im Bindegewebe. Im zweiten Stadium, der kompensierten Azidose, läuft der Organismus auf Hochtouren, um über seine Ausscheidungsorgane Säuren loszuwerden. Es kommt zu Reinigungskrisen wie Erkältungen, eitrigen Entzündungen und Katarrhen. In diesem Stadium wird auch schon die Alkalireserve des Blutes angegriffen, ohne dass der pH-Wert des Blutes aber unter den höchst kritischen Wert von 7,0 sinkt. In der dritten Phase, der dekompensierten Azidose, ist die Alkalireserve des Blutes so weit aufgebraucht, dass sein pH-Wert unter 7,0 sinkt. Blut und Gewebe sind mit der Säureflut überfordert. Diese Vergiftung kann chronische Krankheiten hervorrufen und auch lebensgefährlich sein, etwa beim diabetischen Koma.

Der latenten Azidose können Sie durch Maßnahmen wie eine Änderung der Ernährung, genügend Bewegung, ausreichend Ruhe und Schlaf, Lösung psychischer Probleme, Darmsanierung und Azidose-Massagen gut entgegenwirken – damit es zu Phase zwei und drei gar nicht kommt.

Ausscheidungskrisen wie Katarrhe oder auch Entzündungen sind der verzweifelte Versuch des Körpers, seine Säurelast zu mindern und seinen Säure-Basen-Haushalt zu sanieren. Das Endstadium sind dann chronische oder unheilbare Erkrankungen, quasi der Zusammenbruch des Organismus. Daher ist es so wichtig, noch vor dem Ausbruch von Krankheiten den Säuregrad des Körpers kennenzulernen und wirksame Abhilfe zu schaffen.

Alle unsere Zivilisationskrankheiten können sozusagen nur auf einem sauren Boden gedeihen. Die Azidose-Therapie nach Renate Collier wirkt daher grundlegend und ursächlich vor allem als Prophylaxe gegen Beschwerden jeder Art.

Der Grad der Übersäuerung lässt sich nur unzureichend mit Indikatorpapier im Harn nachweisen. Doch liegen die Werte auch tagsüber zwischen pH 4 und pH 6, sollten die Alarmglocken läuten. Die Basenfluten, die in der Regel ein bis zwei Stunden nach einer größeren Mahlzeit stattfinden, sollten sich im Urin mit Werten über 7 bemerkbar machen. Wenn dies nicht der Fall ist, ist auch das nach Renate Collier ein deutlicher Hinweis auf einen gravierenden und behandlungsbedürftigen Säureüberschuss. Anhand der Urin-pH-Werte kann allerdings weder eine Blut- noch eine Gewebeübersäuerung festgestellt werden, diese Methode ist nur ein Puzzleteil zur Vervollständigung des Gesamtbildes. Laut John van Limburg Stirum entzieht sich der Großteil der ausgeschiedenen Säuren der Messung.

Aussagekräftiger ist die Urintitration nach Sander und Gläsel. Dieser Test kann allerdings nicht zwischen einer kompensierten und einer dekompensierten Störung unterscheiden. Die Bluttitration gehört nach Ansicht von Experten zu den geeignetsten Verfahren zur Überprüfung der Pufferkapazität des Blutes. Dieser Test ist jedoch aufwendig und kostenintensiv und wird nur von wenigen Therapeuten durchgeführt.

Die von Renate Collier entwickelten Azidose-Massagen sind nicht nur ein wirksamer Teil der Azidose-Therapie, sondern stellen auch eine gute zusätzliche Diagnosemöglichkeit dar. Wo das Gewebe fest und schmerzhaft ist, sind wir auf ein Säuredepot gestoßen. Die Dicke und Beweglichkeit der greifbaren Falte und die Beschaffenheit des tastbaren Gewebes geben Auskunft über den Grad der Verschlackung. »Jeder Schmerz drückt eine lokale Übersäuerung aus«, schreibt Robert M. Bachmann.[6]

Die Ausscheidung der durch den Stoffwechsel entstehenden Säuren setzt eine basenüberschüssige Ernährung und ein vorübergehendes Säurefasten voraus. Die Ausschwemmung der Säuren aus dem gallertig gewordenen Gewebe bedarf einer zusätzlichen Behandlung durch Azidose-Massagen. Quellen für chronischen Stress sollten möglichst ausgeschaltet werden.

Dem Darm kommt bei der Azidose-Therapie eine besondere Rolle zu. Bei einem funktionell gestörten Darm werden zusätzliche Säuren produziert, und ein verschlackter Darm kann Vitalstoffe aus der Nahrung und damit auch Basen nur unzureichend aufnehmen. Es geht

6 Bachmann, R. M.: Natürlich gesund durch Säure-Basen-Gleichgewicht. Stuttgart: Trias 2006.

bei der Ernährung nicht nur darum, was wir essen, sondern auch, wie es verdaut und verstoffwechselt wird. Daher ist eine Darmreinigung im Rahmen einer Azidose-Kur unerlässlich. Bei der Sanierung des Darms spielt auch die Bauchselbstmassage eine große Rolle. Ausreichend Schlaf vor Mitternacht, Entspannungsmethoden und tägliche Bewegung an der frischen Luft sind weitere Säulen der Entsäuerung.

»ES GIBT IM MENSCHLICHEN ORGANISMUS KAUM EIN ORGAN, GEWEBE ODER FUNKTIONSELEMENT, DAS NICHT DURCH ÜBERSÄUERUNG GESTÖRT ODER GESCHÄDIGT WERDEN KANN UND DAS NICHT DURCH ENTSÄUERUNG WIEDER GEBESSERT WÜRDE.«
(Berthold Kern)

Nach den Gesetzen der Kybernetik kann das Versagen des kleinsten Teils eines Systems zum Untergang des Ganzen führen. Der kleinste Teil in unserem Organismus ist die einzelne Zelle. Diese ist laut Renate Collier »die eigentliche Werkstatt des Lebens. [...] Darum müssen um jeden Preis die Bedürfnisse der Einzelzellen befriedigt werden, soll nicht eines Tages das ganze System zusammenbrechen.«[7] Schon Sander sagte: »Ohne die Kenntnis der causa [Ursache] einer Krankheit ist eine causale Therapie unmöglich: Die Therapie muss dann notgedrungen symptomatisch sein.«[8] Azidose-Therapie heißt nicht nur ursächliche Behandlung von Beschwerden, sondern Vorbeugung chronischer Krankheiten. Die Methode ist einfach, einzigartig wirksam und leicht zu verstehen.

7 Collier, R.: »Die Azidose-Therapie« (Auszug eines Vortrages am 17.03.1996 in Bad Orb).

8 Sander, F. F.: »Über Genese und Pathologie latenter Azidosen.« In: Der Deutsche Apotheker, 21. Jhg. Mai 1969. S. 3.

Ursprünglich erfreut sich der Mensch einer guten Gesundheit. Doch Säuren durch chronischen Stress, Säurekost und mangelnde Bewegung stürmen auf ihn ein und überfordern den Organismus. Azidose entsteht durch Basenmangel, unzureichende Entgiftung und Entsäuerung. Daher werden Säuren im Bindegewebe deponiert. Mit der Zeit entwickeln sich funktionelle Störungen, und der Mensch wird schließlich krank.

Im Zuge der Azidose-Kur können, wie bei anderen ursächlichen und ganzheitlichen Heilmethoden, Heilkrisen auftauchen (man spricht vom Aufflackern alter Symptome oder von Erstverschlimmerung), weil eingelagerte Säuren mobilisiert werden. Diese werden bei Einhaltung der Therapieprinzipien und einer basenbetonten Lebensweise danach jedoch erfolgreich ausgeschieden, und der Mensch kehrt zum Ausgangsstadium zurück, zu strahlender Gesundheit. Dies sollte unser Normalzustand sein, er ist in unserer Gesellschaft aber selten geworden.

Teil des Erfolgs der Azidose-Therapie ist die Mitarbeit der Betroffenen. Für Renate Collier stand immer der Patient, der Laie, im Mittelpunkt. Nur bei dessen Mitwirkung bleibt der Kurerfolg nachhaltig. Schon Henry Ford postulierte: »Gesundheit gibt es nicht im Handel, sie wird erkämpft durch Lebenswandel.« Renate Collier hat ihre zahlreichen Patienten zu einer gesünderen, säureärmeren Lebensweise erzogen und ging selbst mit gutem Beispiel voran.

ZUR GESCHICHTE DER AZIDOSE-THERAPIE – WIE ALLES BEGANN

Die Menschen waren nicht immer übersäuert. »87 Prozent aller untersuchten frühzeitlichen Ernährungsformen waren basenüberschüssig!«[9] Die Geschichte der Menschheit ist also auch eine Entwicklung von einer basen- zu einer säureüberschüssigen Lebensweise, und wir schießen heute bei der Säurelast den Vogel ab.

»DEN KOPF HALT KÜHL, DIE FÜSSE WARM, UND PFROPF NICHT ALLZU VOLL DEN DARM.« (Herman Boerhaave)

Unsere Vorfahren haben noch keinen Ackerbau betrieben, sondern sich von wild wachsenden Pflanzen und wild lebenden Tieren ernährt. Erst vor etwa 12 000 Jahren wurde die Landwirtschaft erfunden, und mit ihr begann die Getreideernährung. Nährstoffreiche, stärkehaltige Lebensmittel mit vielen Kalorien ersetzten vitalstoffreiche. Wir leben aber genetisch noch immer in der Steinzeit und sind auf basenüberschüssige Nahrung programmiert. Der amerikanische Evolutionsbiologe und Autor Loren Cordain brachte es auf den Punkt: »Wir sind Steinzeitmenschen, die im Zeitalter der Raumzeit leben.«[10]

Maximilian Bircher-Benner (1847–1939) hat sich bereits mit dem Säure-Basen-Haushalt des Menschen beschäftigt. Hofrat Carl Röse brachte 1925 in Dresden eine Schrift heraus mit dem Titel »Eiweiß-Überfütterung und Basen-Unterernährung«.

9 Wacker, S.; Wacker, A.: 300 Fragen zur Säure-Basen-Balance. München: Gräfe und Unzer 2008. S. 95.

10 Zitiert nach: Eichinger, U.; Hoffmann, H.: Der Burnout-Irrtum. Lünen: Systemed (5) 2016. S. 68.

Der Erste, der sich sowohl wissenschaftlich als auch praktisch mit der Nahrungsauswahl im Zusammenhang mit Übersäuerung beschäftigte, war der norwegische Biochemiker Ragnar Berg (1873–1956). Ab 1914 forschte er an diesem Thema und sprach bereits 1921 in einem Ernährungsbuch für Schwangere die Empfehlung aus, dass Gesunde viermal so viel basenüberschüssige Nahrung essen sollten wie säureüberschüssige. Bei Kranken empfahl er das Verhältnis sieben zu eins sein, um den Heilungsprozess zu fördern.

Heute ist es eher umgekehrt, wir nehmen ungefähr 80 Prozent säurebildende Nahrung zu uns und nur 20 Prozent basenbildende. Ragnar Berg warnt: »Eine mangelnde Zufuhr von Nährsalzen bewirkt ein Übermaß an Säurebildung im Organismus, was sich in verschiedenen Krankheitszuständen äußert, vor allem in Rheumatismus und Gicht.«

Friedrich F. Sander (1882–1966) schrieb 1938 über die Gewebsazidose und 1942 über die Beziehung des vegetativen Systems zur Azidose, dass viele Krankheiten mit einer latenten Azidose zu tun haben. Bei dieser lagert der Körper schleichend überschüssige Säuren im Bindegewebe ab, ist auf Dauer damit überfordert und kann dann seine Aufgaben nicht mehr erfüllen. Sanders 1953 erschienenes Buch »Der Säure-Basen-Haushalt des menschlichen Organismus« stellt das erste Grundlagenwerk zum Thema *Azidose* dar. Darin stellt er fest: »Der Säure-Basen-Haushalt stellt die wichtigste Allgemeinfunktion des Organismus dar.« Hugo Batt erklärte in seinem Buch »Vegetative Ermüdung als pathogenetisches Prinzip«, dass durch zu starke Reize ein Erschöpfungszustand eintritt, eine vegetative Regulationsstörung. Er erkannte auch, dass diese Störungen rückgängig zu machen sind durch viel Ruhe, damit das überreizte vegetative Nervensystem sich regenerieren kann.

Alfred Pischinger (1899–1983) führte in seinem Buch »Das System der Grundregulation« für das Bindegewebe die Begriffe »Grundsubstanz« und »Grundregulation« ein und erklärte damit die fundamentale Bedeutung des Bindegewebes für unsere Gesundheit. Wenn wir es von Säuren und Ablagerungen befreien, kann es seine Funktionen wieder optimal erfüllen.

Für Are Waerland (1875–1955) war die Übersäuerung eine Voraussetzung und ein Vorstadium der Krebserkrankung, genauso wie für den Nobelpreisträger Otto Warburg (1883–1970), der schrieb: »Krebs ist die Säurekrankheit Nummer 1.« Lothar Wendt (1907–1989) machte als Erster auf Eiweißspeicherkrankheiten als Folge von zu viel säurebildendem tierischem Eiweiß aufmerksam. Er schreibt unmissverständlich: »Die Verschiebung des Säure-Basen-Gleichgewichts tötet nicht nur menschliche Zellen, sondern jedes Leben.«[11]

Hartmut Heine führte 1991 in seinem Buch »Lehrbuch der biologischen Medizin« das Prinzip der Information und Vernetzung im Grundgewebe ein. Durch elektronenoptische Untersuchungen machte er die Strukturen des kolloidalen Grundgewebes deutlich. Das Bindegewebe sei ein offenes, sensibles Informationsnetz, das die Vielfalt der einzelnen Elemente des Körpers zu einer ganzheitlichen Einheit verbindet. Er bezeichnete dieses Informationsnetz als »Matrix«.

Der österreichische Arzt Franz X. Mayr machte auf den Zusammenhang zwischen Schönheit und Verdauung aufmerksam und sah im Darm die »Wurzel der Pflanze Mensch«. Er behandelte alle Patienten, die in seine Praxis in Karlsbad kamen, als hätten sie einen kranken

---

11 Wendt, Dr. L.: Die Eiweißspeicher-Krankheiten. Proteothesaurismosen. Heidelberg: Hang 1984.

Darm. Viele wurden von ihren ganz unterschiedlichen Krankheiten geheilt, bei fast allen trat eine wesentliche Besserung ein.

Ein kranker Darm produziert Säuren durch Gärungs- und Fäulnisprozesse. Die Sanierung des Darms und der Aufbau einer gesunden Bakterienflora sind darum wichtige Faktoren bei der Behandlung der latenten Azidose. »Wenn der Mensch das, was er isst, nicht richtig verdaut, wird er zur Sumpfpflanze, die versäuert wie das Gras auf einer sumpfigen Wiese.«[12] Auch der Fastenarzt Otto Buchinger sagt: »Unsere heutige Ernährungsweise baut das Mistbeet, auf dem unsere Krankheiten sprießen, welche die Wartezimmer der Ärzte füllen.«[13]

Man kann also sagen, dass die Azidose-Therapie auf der Sanierung des Säure-Basen-Haushaltes nach Sander beruht, auf der Darmsanierung nach Mayr und den Azidose-Massagen, die Renate Collier entwickelte. Sie bezeichnete den Säure-Basen-Haushalt als »das größte, oft existenzielle Problem des Stoffwechsels und damit des Menschen«.

Das große Verdienst von Renate Collier ist es, dass sie das Thema *Azidose* und *Azidose-Therapie* bei vielen ihrer Kollegen bekannt gemacht, viele Heilpraktiker in dieser Methode ausgebildet und eine Laienbewegung betroffener Patienten initiiert hat.

12 Zitiert nach: Rauch, E.: Die Darmreinigung nach Dr. med. F. X. Mayr. München: Goldmann 2011. S. 105.

13 Zitiert nach: Neumann, H.: Stop der Azidose, Allergien und Haarausfall. Fürhoff: Starnberg 1994. S. 19.

MINERALSTOFFMANGEL – EINE DER HAUPTURSACHEN DER ÜBERSÄUERUNG

Mineralstoffe sind das Gerüst des Lebens. Allein in unseren Knochen haben wir rund ein Kilo Kalzium eingelagert. Werner Kollath schrieb schon in den 1960er-Jahren: »Man muss leider sagen, dass die Mineralien in der Ernährungsforschung bisher unterschätzt und wie ein Stiefkind behandelt worden sind.«[14]

> »DEINE NAHRUNGSMITTEL SEIEN DEINE HEILMITTEL.«
> (Hippokrates)

Für den menschlichen Körper sind Mineralstoffe so wichtig wie Ziegel, Balken und Mörtel für den Hausbau. Die Elemente, die die organischen Grundstrukturen aufbauen – z. B. Schwefel und Phosphor –, und die, die zum Aufbau von organischen Stoffen notwendig sind und im Organismus wichtige Funktionen ausüben – z. B. Natrium, Kalium, Kalzium, Magnesium –, machen insgesamt 99,5 Prozent der Körpersubstanz aus. Diese grundlegenden Bausteine des Lebens bezeichnet man daher auch als »Mengenelemente«. Dem steht die zweite Gruppe mit nur 0,5 Prozent gegenüber, deren Stoffe in geringer oder geringster Menge notwendig sind – z. B. Jod, Kupfer, Fluor. Man spricht auch von Spurenelementen. Alle diese Mineralstoffe sind essenziell, lebenswichtig, sie müssen also täglich durch die Nahrung zugeführt werden.

Durch sauren Regen, Kunstdünger, mangelnde Humuspflege in der modernen Landwirtschaft und falsche Bodenbearbeitungsmethoden ist der Ackerboden arm an Mineralstoffen. Mineralstoffe werden von Säuren verdrängt. In diesem sauren Milieu kann die Pflanze nur ver-

14 Zitiert nach: Collier, R.: Natürliche Ernährung in der modernen Welt. Band I. Köln: Uta Halft 1984. S. 130.

mindert Spurenelemente und Mineralstoffe aufnehmen, sondern absorbiert stattdessen vermehrt Schwermetalle. Besonders gravierend ist der Mangel an essenziellen Spurenelementen wie Kobalt, Nickel, Molybdän, Zinn, Lithium, Chrom, Vanadium, Barium, Silizium, Selen und Bor. Auch durch das Raffinieren des Korns bleiben vor allem – neben Vitamin E im Keim und den Ballaststoffen in der Schale – Spurenelemente auf der Strecke.

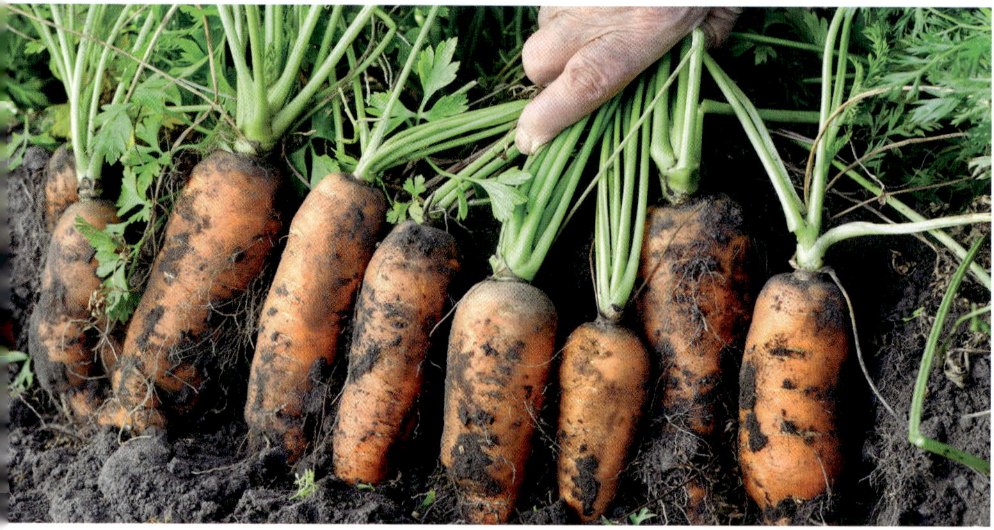

Gesunder Boden, gesunde Pflanze, gesunder Mensch. Eine nur halb gesunde Pflanze, die am Tropf der Agrarchemie hängt und mit Pestiziden, Herbiziden und Fungiziden künstlich am Leben erhalten wird, kann uns keine Gesundheit schenken. Albert Howart, der große Agrarforscher, schätzt, dass die Hälfte aller Krankenhäuser, Personal- und Medikamentenkosten überflüssig würden, wenn Tier und Mensch gesunde Kost zu sich nähmen.[15] Doch unsere Nutztiere erhalten künstliche Kalzium- und Magnesiumpräparate, um zu überleben und nicht an Weidetetanie oder Lämmerataxie zugrunde zu gehen. Ich empfehle daher – wie auch Werner Kollath, Renate Collier und Claus Leitzmann –, Lebensmittel ausschließlich aus biologischem Anbau zu verwenden.

Allein in den letzten 50 Jahren hat der Mineralstoffgehalt unserer Lebensmittel um rund die Hälfte abgenommen. Die renommierte Bertelsmann-Stiftung spricht von Deutschland als einem »Selen- und Magnesiummangelland«. Der Verlust an Mineralstoffen ist noch gravierender als der an Vitaminen. Wir verhungern heutzutage geradezu an vollen Töpfen.

David Thomas hat die Mineralstoffdichte bei verschiedenen Obst- und Gemüsesorten untersucht und mit Daten aus den frühen 1940er-Jahren verglichen.[16] Der Magnesiumgehalt von Möhren sank in diesem Zeitraum um durchschnittlich 75 Prozent, der Kalziumgehalt von Brokkoli um den gleichen Prozentsatz, der Eisengehalt von Steckrüben um 71 Prozent, der von Orangen ging um 67 Prozent zurück, und der Kalziumgehalt von Erdbeeren sank um 55 Prozent, um nur einige Beispiele zu nennen.

Mineralstoffmangel führt erst zur Schwächung und Erkrankung der Pflanze, dann zur Schwächung und Erkrankung von Mensch und Tier. Die Schäden treten langsam und schleichend über mehrere Generationen hinweg auf. Gerade deshalb ist die Entwicklung so heimtückisch. Wenn wir ursächlich handeln wollen, kommen wir an einer Neukultivierung der Böden nicht vorbei.

---

15 Howart, A.: Mein landwirtschaftliches Testament. Berlin: Siebeneicher 1948.

16 »Welt am Sonntag« Nr. 11 vom 18.03.2001.

Das Fatale: Unsere stressige Lebensweise und die Belastung mit Umweltgiften sind Vitalstoffräuber. Alkohol, Kaffee, Zucker, Medikamente sowie Abführmittel schwemmen vermehrt Mineralstoffe aus und führen dadurch zu Defiziten. Wir brauchten heute aber mehr statt weniger Nährstoffe, und davon besonders Mineralstoffe und Spurenelemente wie Kalzium, Magnesium und Kalium. Ein Mineralstoffmangel führt zu einer schweren Belastung unseres Stoffwechsels, zur Übersäuerung oder latenten Azidose.

Als Folgen der Übersäuerung können Karies, Parodontose, schlaffes Bindegewebe und Orangenhaut, Bandscheibenschäden, Osteoporose, vorzeitige Alterungsprozesse, Faltenbildung der Haut, Harnsäureablagerungen in den Gelenken, Rheuma oder Gicht entstehen.

Der Säureforscher Berthold Kern schreibt, dass Schlaganfall und Herzinfarkt »Säurekatastrophen«[17] darstellen, weil sie nur in übersäuerten Gewebebezirken entstehen könnten. Auch Erich Rauch sagt: »Tatsächlich gibt es im menschlichen Organismus kaum ein Organ oder Funktionselement, das nicht durch Übersäuerung gestört oder geschädigt werden kann.«[18] ... und nicht durch Entsäuern wieder gebessert werden könnte, kann ich zum Glück hinzufügen.

Anorganische Mineralstoffpräparate sind auch keine Lösung. Bei Dauergebrauch besteht das Risiko der Arterienverkalkung oder Arteriosklerose, was einen Herzinfarkt begünstigt. Deshalb sollte man Basenpräparate nur während einer Kur einnehmen, nicht auf Dauer. Darauf wies Renate Collier immer wieder hin. Sie eignen sich nicht als Ausgleich für Defizite in der Ernährung.

---

17 Kern, B.: »Verhütung von Schlaganfällen durch Entsäuerung mit der Analogie zum Herzinfarkt.« In: HP-Heilkunde, Heft 21 1983. S. 39.

18 Rauch, E.: Die Darmreinigung nach Dr. med. F. X. Mayr. München: Goldmann 2011. S. 144.

An einer Hinwendung zu einer gesunden und damit auch mineralstoffreichen Nahrung geht kein Weg vorbei. Organische Super Foods wie Gerstengrassaft, Algen und besonders Moringa sind ein sinnvoller Bestandteil solcher Kost. Ich verwende sie seit etlichen Jahren, und meine Werte für Spurenelemente und Mineralstoffe sind immer im optimalen Bereich, wie Blutanalysen zeigen.

Zusätzlich bemühe ich mich um eine säurearme Lebensweise mit der richtigen Ernährung, Tiefenentspannung durch das authentische Reiki und Ausdauersport wie Joggen. Fast täglich gebe ich mir eine Bauchmassage, öfter massiere ich mir auch Kopf und Nacken sowie Beine und Füße. Einmal im Jahr führe ich eine Azidose-Kur durch, wie ich sie in diesem Buch beschreibe. Ich gehöre zu denjenigen, bei denen die Massierenden regelmäßig frustriert sind, weil sie keine Säuredepots finden, die sie wegmassieren könnten.

DER DARM – EIN WUNDERWERK

»Der Tod sitzt im Darm«, sagt der Volksmund. Ist der Darm krank, erkrankt auch der Mensch. Doch unser Innerstes ist für die meisten unbekanntes Terrain. Darmprobleme waren lange ein Tabuthema. Der Bestseller »Darm mit Charme« von Giulia Enders hat dieses Organ glücklicherweise rehabilitiert.

Franz X. Mayr hat verschiedene Bauchformen beschrieben, die auf bestimmte Darmprobleme hindeuten. Im Schwimmbad oder der Sauna kann man sie leicht identifizieren. Dort sehen Sie »Großtrommelträger«, deren Darm durch Kotreste und Gase groß und schwer geworden ist. Bei Menschen in der »Anlaufhaltung« bilden chronische

Entzündungen Gase, weshalb sie leicht gekrümmt gehen. Die »Entenhaltung« – Brust nach vorn, Po nach hinten – ist ebenfalls Ausdruck einer Darmstörung, bei der sich der Darminhalt vergrößert hat, verbunden mit einer Muskelschwäche. Oft sind Rückenbeschwerden die Folge. Mit der Gesundung des Darms richtet sich die Wirbelsäule wieder auf, die Bauchmuskulatur wird straff. Die normale gerade Haltung eines schlanken Menschen empfinden wir instinktiv als harmonisch und schön.

Das Dünndarmpaket eines Gesunden sollte kompakt und klein sein, nicht größer als seine beiden zusammengelegten Fäuste. Führen Sie sich die Venus von Milo vor Augen mit der schönen ringförmigen Rille beidseitig vom Dünndarm. Unter dieser Hufeisenform verläuft der Dickdarm, auf der rechten Körperseite liegt der aufsteigende Dickdarm, oben der Querdarm und auf der linken Körperseite der absteigende Dickdarm, der schließlich im After endet.

»DER DARM IST DER VATER ALLER TRÜBSAL.«
(Arabisches Sprichwort)

Der Darm wandelt Nahrungsenergie in Körperenergie um und ernährt dadurch unseren riesigen Zellenstaat. Wir besitzen rund 60 Billionen Körperzellen. Darauf kommen 100 Billionen Darmbakterien. Im Dünndarm finden sich zahlreiche Zotten oder Ausstülpungen der Darmschleimhaut, durch die der Darm die Nährstoffe einsaugt wie die Pflanzenwurzel aus der Erde. Die aus der Nahrung gefilterten Stoffe gelangen durch die Deckzellen der Darmwand in die venöse Blutbahn und das Lymphsystem des Körpers. Das Herz transportiert Blut in die kleinsten Verästelungen der Arterien hinein, die Haargefäße oder Kapillaren. Dort nehmen die Zellen die Nährstoffe auf.

Der Darm ist die Wiege unseres Immunsystems, 80 Prozent der Abwehrzellen werden hier gebildet. Wichtig ist die richtige Zusammensetzung der Darmflora, die wir durch unsere Ernährung beeinflussen können. Wenn der Darm gesund ist, kann er sich aufgrund seiner Darmflora – sie macht rund 1,5 Kilo unseres Körpergewichtes aus – erfolgreich gegen Würmer, Pilze, Viren und Bakterien schützen.

Wer Verstopfung hat, bei dem wirken die Giftstoffe im Kot zu lange auf die empfindlichen Schleimhäute ein, und sie können diese auf Dauer schädigen. Die sauren Stoffwechselprodukte der falschen Darmbakterien sind Gift für den Darm. »Bei einem hohen Prozentsatz der mitteleuropäischen Bevölkerung ist diese Bakterienbesiedelung gestört. Hier wuchern Degenerations- und Schmarotzerformen, zersetzen den bei Darmträgheit gestauten und teilweise an den Darmwandungen festhaftenden Darminhalt und bilden Gifte.«[19]

Schon Friedrich F. Sander prangerte die Darmbesiedlung durch unphysiologische Bakterien als Hauptursache der Säurebildung an: »Die meisten Darmbakterien ernähren sich überwiegend durch Gärung, und jede Gärung ist aus chemischen Gründen notwendig mit einer Säurebildung verbunden.«[20] Er war einer der Ersten, die zwischen Dysbakterie und falscher Ernährung einen kausalen Zusammenhang sahen. Den eigentlichen Ursprung der latenten oder Gewebeazidose sah er in einer »entarteten Darmflora«.[21] Durch zu viel denaturiertes Eiweiß tierischen Ursprungs würden schädliche Fäulnisbakterien gezüchtet.[22]

---

19 Rauch, E.: Die Darmreinigung nach Dr. med. F. X. Mayr. München: Goldmann 2011. S. 46.

20 Sander, F. F.: Die Darmflora in der Physiologie, Pathologie und Therapie des Menschen. Stuttgart: Hippokrates 1948. S. 8.

21 Ebd.

22 Vgl. ebd. S. 47.

Durch Fasten und eine gesunde Ernährung sowie gründliches Kauen lässt sich nach Sander die Darmflora sanieren. Wenn wir eine pathologische Bakterienflora im Darm haben, entsteht eine Abwehrschwäche, Darminfektionen und andere Krankheiten entstehen. Dem Darm als Abwehrbarriere sollten wir daher unsere ganze Aufmerksamkeit schenken.

Der Darm ist, würde man ihn auseinanderfalten, größer als ein Tennisplatz und damit unser größtes Kontaktorgan zur Außenwelt. Wenn wir ständig essen, verschmutzt er, weil ihm nicht genug Zeit für die Selbstreinigung bleibt. Vier Stunden sollten zwischen den Mahlzeiten liegen. Außerdem erschlafft der Darm, wenn er ständig arbeiten muss, und wir handeln uns eine Verstopfung ein. Der Darminhalt sollte uns nach spätestens 24 Stunden verlassen haben.

Sie können die Verweildauer ihres Stuhls prüfen, indem Sie zu einer Mahlzeit Spirulina-Pulver oder grünen Blattsalat und Spinat zu sich nehmen. Dann beobachten Sie, wann Ihr Stuhl grün gefärbt ist. Der gesunde Stuhl sollte wurstartig geformt sein, kaum riechen, abgerundete Enden haben und eine glatte Oberfläche aufgrund des Schleimüberzuges. Er braucht kaum Toilettenpapier und hinterlässt nur Spuren glasigen Schleimes.

Ein kranker Darm kann sich selbst vergiften. Wer häufig Schluckauf hat, Bauchschmerzen, Blähungen, Sodbrennen, Verstopfung, Durchfall, Hämorrhoiden oder Blut im Stuhl, hat wahrscheinlich einen kranken Darm. Blähungen sind Ausdruck von Gärprozessen im Darm, einer fermentativen Zersetzung des Speisebreis, die zu Gasbildung im Dünn- oder Dickdarm führt.

Chronische Verstopfung ist ein ernst zu nehmendes Gesundheitsproblem. Häufige Reizungen der Schleimhaut haben den Darm überfordert, sodass er ermüdet und damit erschlafft – der Tonus ist vermindert. Verweilt der Darminhalt zu lange an einer Stelle, entstehen immer mehr Gifte und Gase. Schadstoffe können durch die Darmwand ins Blut diffundieren und zu Entzündungen führen. Franz X. Mayr wusste schon vor rund 100 Jahren: »Es sind die im kranken Verdauungsapparat gebildeten Darmgifte, die uns vorzeitig krank, alt und hässlich machen.« Durch eine fortgesetzte Verschlackung des Darms können wir immer weniger Nährstoffe verwerten, und schließlich wird jedes Organ, auch das Gehirn, in Mitleidenschaft gezogen. Da bei Verstopfung die Darmwände ausleiern und erschlaffen, beginnt ein Teufelskreis. Abführmittel machen die Sache noch viel schlimmer. Sie entziehen dem Körper durch oft durchfallartige Entleerungen neben Wasser wertvolle Mineralstoffe, der Übersäuerung wird weiter Vorschub geleistet.

Der Querdarm sollte bei Gesunden noch oben in der Magengrube, zwischen den Rippenbögen zu ertasten sein. Bei Menschen mit einem trägen, erschlafften Darm aber hängt er bis unter den Nabel herab und bis ins kleine Becken hinein. Bei mir hing er sogar hinter dem Schambein.

Durch die Darmreinigung als Teil der Azidose-Therapie rückt der Querdarm im Verlaufe der Gesundung langsam wieder nach oben. Durch die Bauchselbstmassage können wir Kontakt zum Darm aufnehmen und ihn langsam kennenlernen. An Stellen, wo er verspannt ist, wird er sich entspannen, und dort, wo er erschlafft ist, wird mit der Zeit die Darmspannung zunehmen. Dann kann unser Darm seine zahlreichen Aufgaben wieder bestens erfüllen.

Wichtig ist, sich im Alltag Zeit für die morgendliche Stuhlentleerung zu nehmen. Nach der chinesischen Organuhr ist morgens zwischen fünf und sieben Uhr Dickdarmzeit. Wer sich dann nicht den Raum nimmt, kann oft während des gesamten Tages kein großes Geschäft mehr machen und handelt sich eine Verstopfung ein. Jedem Entleerungsimpuls sollte nachgegangen werden, denn aufgeschoben ist oft aufgehoben.

Viele unserer Toiletten sind allerdings zu hoch. Idealerweise gehen wir in die Hocke, wie es z. B. die Inder machen. Wir brauchen uns für den richtigen Winkel aber nicht gleich eine orientalische Toilette anzuschaffen. Es reicht schon, einen kleinen Hocker für die Füße vor die Toilette zu stellen oder – Gelenkigkeit vorausgesetzt – seine Beine anzuziehen und die Füße auf der Klobrille abzusetzen. So kann der Darm sich einfacher und gründlicher entleeren. Wir fühlen uns leicht und frei und können mit frischer Energie den Alltag meistern.

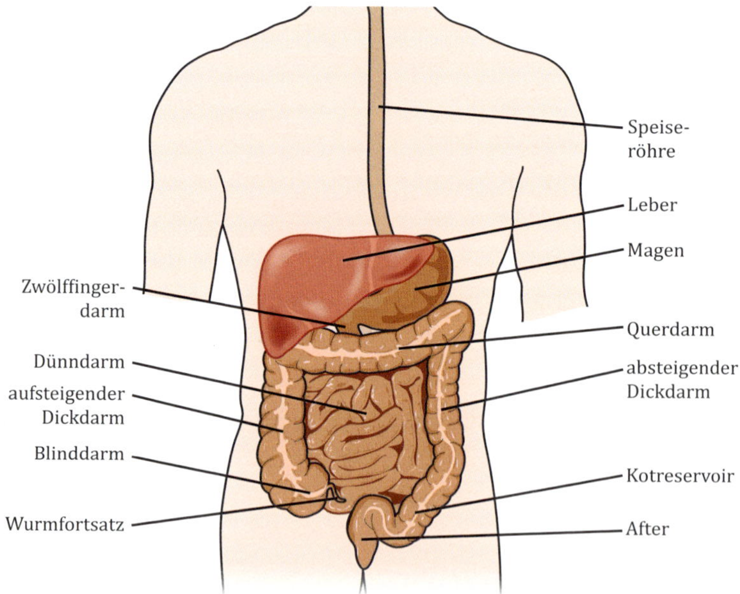

»DIE MILCH MACHT'S«? – MILCH UND AZIDOSE

Lothar Wendt schrieb schon 1983, dass wir nicht etwa an Eiweißmangel leiden, sondern genau dem Gegenteil, einem Zuviel an Eiweiß tierischen Ursprungs.[23] Dieses Tierprotein würde Darm und Körper verschlacken und übersäuern und über kurz oder lang zu Eiweißspeicherkrankheiten wie Rheuma, Gicht, Diabetes, Arthrose und Krebs führen.

Renate Collier war selbst ein Milchopfer. Aufgrund einer jahrzehntelang unentdeckten Milcheiweißallergie schraubte sich ihr Blutdruck seit dem 25. Lebensjahr trotz sonst gesunder Lebensweise kontinuierlich in die Höhe. Die Höchstwerte lagen mit 59 Jahren bei 245/160.

Durch den Verzicht auf alle Milchprodukte sank ihr Blutdruck innerhalb weniger Jahre auf den optimalen Wert von 135/85 und blieb weitgehend konstant. In ihrer Leidenszeit hatte sie eine Vielzahl von Symptomen entwickelt, die ebenfalls verschwanden, darunter eine erhöhte Infektanfälligkeit, juckende Haut und Ekzeme, linsengroße Blasen an den Händen und Hämorrhoidalblutungen. Sobald sie rückfällig wurde und etwas aß, das mit Milch zubereitet worden war, bekam sie Kopfschmerzen, und es stellten sich die juckenden Blasen an den Händen wieder ein.

In der Broschüre »Milchallergie« zieht Renate Collier Bilanz. Allerdings weist sie darauf hin, dass es sich vor allem um ihre Beobachtungen handelt und diese keinen wissenschaftlichen Anspruch haben.

23 Wendt, Dr. L.: Gesund werden durch Abbau von Eiweißüberschüssen. St. Georgen: Schnitzer 1983.

Indem Säuglingen und Vorschulkindern viel zu früh Kuhmilchpräparate gegeben werden, entwickelt sich eine pathogene Darmflora. Die Muttermilch enthält Milchzucker, was für ein saures Darmmilieu sorgt, in dem sich gesunde Darmbakterien wie Lakto- und Bifidusbazillen wohlfühlen. Nur diese Bakterien garantieren eine natürliche und gesunde Verdauung und schützen uns vor Krankheiten und Allergien. Die Galaktose in Kuhmilch schafft im Dickdarm hingegen ein basisches Milieu. Dadurch entwickelt sich eine unphysiologische Bakterienflora. Infolge dieser Fehlbesiedlung erkrankt der Dickdarm, die Wiege unseres Immunsystems, wo sich 80 Prozent des Immunsystems und 80 Prozent des Lymphsystems befinden. Die Lymphstauung in den Peyer'schen Plaques führt zu aufgequollenen Darmwänden. Vielfach entstehen Neurodermitis und Asthma. Die Stauung der Lymphe verursacht auch Mandel- und Blinddarmentzündungen.

Folgende Beschwerden weisen laut Renate Collier auf eine Überempfindlichkeit gegenüber Milch hin: Erkrankung an mehreren Kinderkrankheiten, häufige Mandelentzündungen, Entzündung des Blinddarms, Haarausfall und Glatzenbildung in der Pubertät, hoher Blutdruck, Infektanfälligkeit und allgemeine Schwäche, allergische Erkrankungen wie Heuschnupfen, Asthma, Colitis ulcerosa, Ekzeme.

Bei mir mussten schon, als ich sechs Jahre alt war, die Mandeln entfernt werden, mit 20 kam der Blinddarm dran, und ich hatte häufig Mittelohrentzündungen. Das sind nach Collier eindeutige Hinweise auf eine Milcheiweißallergie. Milcheiweiß wird von Otto Bruker als »die Säure-Bombe im Quark« bezeichnet, laut Renate Collier ist es »der häufigste Säurespender, der zur latenten Azidose führt«.

Ich war mit Ende 20 ein Jahr lang auf einem Bio-Milchbetrieb, und wir machten dort auch Quark und Frischkäse selbst. Auf Hoffesten bewunderten Besucher meine kräftigen Oberarme, das käme wohl von der Arbeit in der Landwirtschaft. In Wirklichkeit hatten sich dort jede Menge Säuren angesammelt, und das Gewebe war aufgequollen. Selbst Rohmilch ist also nicht das Wahre. Ganz besonders schädlich aber sind verarbeitete, erhitzte Milchprodukte. Renate Collier stellte bei ihren Patienten fest: »Alle oben genannten Krankheiten besserten sich nach dem Weglassen der Milch.« Für die ersten neun Lebensjahre sollte in ihren Augen Milch als Nahrungsmittel gänzlich wegfallen, weil das Verdauungssystem noch nicht vollständig entwickelt ist.

»DIE KRANKHEITEN BEFALLEN UNS NICHT AUS HEITEREM HIMMEL, SONDERN ENTWICKELN SICH AUS TÄGLICHEN KLEINEN SÜNDEN WIDER DIE NATUR. WENN DIESE SICH GEHÄUFT HABEN, BRECHEN SIE SCHEINBAR AUF EINMAL HERVOR.«
(Hippokrates)

Wie ist eine solche Allergie zu erklären, und warum wird der Darm dadurch massiv geschädigt?

Die Darmschranke ist der wichtigste Schutz gegen Fremdeinflüsse jeder Art, eine Art Bollwerk. Ist der Darm geschwächt, weil wir zu viel, zu oft und zu hastig essen, bricht unsere Schutzschranke im Darm zusammen. Schon kleinste Mengen allergener Substanzen werden dann mit Symptomen beantwortet. Die Nahrungsmittel werden als Fremdstoffe erkannt, gegen die der Körper sich mit aller Macht wehrt, denn die Aufgabe des Immunsystems ist die Abwehr artfremden Eiweißes. Dafür ist es gleichgültig, ob es sich um Bakterieneiweiß oder Genusseiweiß handelt. Das Zuviel an Fremdeiweiß ist eine ungeheure Belastung für den Körper, er ist mit der Ausscheidung überfordert. Die Schlackendepots der Eiweißabbauprodukte bestehen aus Säuren, vor allem Schwefel-, Stickstoff-

und Phosphorsäuren. Der Säure-Basen-Haushalt kommt komplett aus dem Gleichgewicht. Chronische und versteckt ablaufende Krankheiten sind ein Zeugnis für die Erlahmung des Immunsystems.

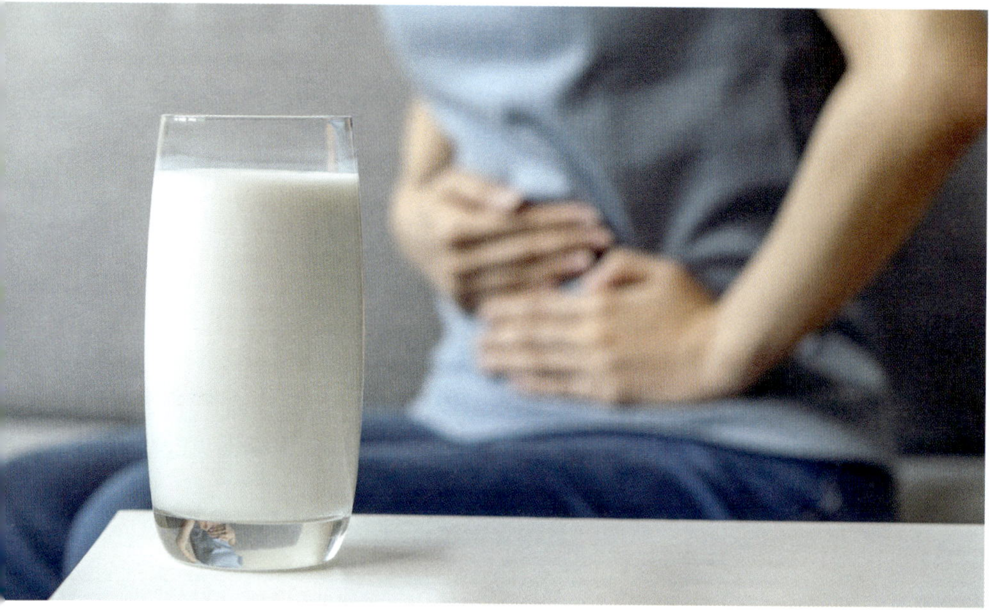

Ist Milch nicht auch gesund?

Sie enthält dreimal so viel Kalzium wie die menschliche Muttermilch. Allerdings klumpt dieses Milch-Kalzium im Magen mit der Phosphorsäure und dem Milcheiweiß zusammen und zersetzt sich im Darm zu Schlackenstoffen, die Fäulnisbakterien als Nahrung dienen oder ungenutzt über die Ausscheidungsorgane entsorgt werden. Kuhmilch enthält im Gegensatz zur Muttermilch zu wenig Magnesium, was aber notwendig ist zum Einbau von Kalzium in die Knochen und zum Aufbau fester Kalziumkristalle. Kein Wunder, dass die USA das Land mit dem höchsten Konsum von Milchprodukten und gleichzeitig der höchsten Osteoporoserate sind. Zunehmend erkranken auch Männer an dieser Krankheit. Japan, wo bisher der Konsum von Milchprodukten nicht üblich war, hat unter den Industrienationen die geringste Osteoporoserate.

Milcheiweiß führt nach Renate Collier zur Gewebeübersäuerung und damit zu einer Störung des Säure-Basen-Haushaltes. Es kann zu Rheuma, einer Schädigung des Immunsystems, Candida-Pilzbefall und sogar zu Krebs kommen. »Ich glaube, es ist keine Übertreibung, wenn der Milchgenuss zum hauptsächlichen Auslöser für die meisten Zivilisationskrankheiten abgestempelt wird.«[24]

Renate Colliers Credo lautete: »Unser bester Freund ist unser Körper, und seine Symptome sind seine Sprache. Wenn wir auf diese hören, macht gesunde Ernährung ihn zu unserem zuverlässigsten Kameraden.«

Der Collier-Schüler und Heilpraktiker Sebastian Bartning hat in seiner Broschüre »Milch ohne Mumm« auf etwas hingewiesen, was Renate Collier noch nicht wissen konnte und was ein noch schlechteres Licht auf die Milch wirft. Ähnlich wie beim Weizen, dem in den 1950er-Jahren eine zusätzliche Aminosäure hineingezüchtet wurde, um den Ertrag zu verbessern, und der seither viele krank macht,[25] so ist auch bei der Milch das Eiweiß verändert worden. Im Casein finden sich 209 Glieder einer Aminosäurenkette. An Position 67 der Kette hat sich infolge falscher Zuchtziele eine fremde Aminosäure eingeschlichen. Diese Milch wird Beta-Casein-A1-Milch oder kurz A1-Milch genannt.

24 Collier, R.: »Milchallergie, eine subjektive Bilanz.« Lübeck 2002. S. 23.

25 Vgl. dazu die Bücher »Weizenwampe« und »Dumm wie Brot«, die monatelang auf den Bestsellerlisten standen.

Das Dumme: A1-Milch wird im Darm zu einem Morphin verstoffwechselt, was zu einer Abhängigkeit führt. Entzugserscheinungen sind Kopfschmerzen und Müdigkeit sowie schlechte Laune. Muttermilch, Ziegenmilch und Schafsmilch enthalten nur Beta-Casein-A2, dasselbe gilt für die Milch von alten Rinderrassen. Die häufigste deutsche Kuhrasse ist Holstein, die weitestgehend A1-Milch produziert. Die Rasse Guernsey produziert überwiegend A2-Milch, wofür ein Nischenmarkt entstanden ist. Sie ist jedoch teurer und daher nicht im Supermarkt zu finden.

Die Pasteurisierung und Homogenisierung von Milch und Milchprodukten ist ein zusätzliches Problem. In beiden Fällen wird die Milch erhitzt und das enthaltene Eiweiß dadurch denaturiert. Bei der Homogenisierung werden, um eine längere Haltbarkeit zu erreichen, die Fettkügelchen zerschlagen. Dadurch werden diese so klein, dass sie durch die Darmwand ins Blut diffundieren können. Erhöhte Blutfettwerte auch schon bei Kindern sind die Folge. Ein Enzym in der H-Milch, so Bartning in seiner Milchbroschüre, zerstört Plasmalogen, das für die Elastizität der Blutgefäße zuständig ist – die Adern werden brüchig. Der Körper flickt diese Stellen mit Cholesterin. Dadurch kommt es zu Gefäßverkalkung oder Arteriosklerose, was einen Risikofaktor für Herzinfarkt und Schlaganfall darstellt.

Das Fazit: Der Verzehr von H-Milch ist eigentlich Körperverletzung.

Die erste Azidose-Kur, an der ich bei Renate Collier teilnahm – das war in den 1970er-Jahren –, schloss zur Kauschulung die Semmel-Milch-Diät nach Franz X. Mayr ein. Mittlerweile bieten selbst die Mayr-Sanatorien hierfür Buchweizensemmeln und pflanzliche Drinks an.

Allergien austesten

Durch Nahrungsmittelallergien erschlafft der Darm, und es bildet sich eine pathologische Darmflora. Ist der Darm einmal geschädigt und vielleicht durchlässig – das nennt sich »Leaky Gut Syndrom« –, steigt die Allergiehäufigkeit. Die Hauptallergene sind bei uns Milch gefolgt von Weizen. Es kann vorkommen, dass man süchtig nach bestimmten Lebensmitteln ist, die einem eigentlich nicht bekommen. Wenn erwachsene Menschen also meinen, sie brauchten täglich einen Liter Milch, liegt wahrscheinlich eine maskierte Milcheiweißallergie vor.

Sie können leicht selbst einen Allergietest machen. Lassen Sie vier Tage lang das potenzielle Allergen komplett weg. In dieser Zeit messen Sie im Sitzen für eine volle Minute Ihren Ruhepuls. Der sollte bei Frauen zwischen 72 und 78, bei Männern zwischen 74 und 80 liegen, bei einem Sportlerherz ist er niedriger. Dann führen Sie sich das potenzielle Allergen zu, ohne etwas anderes dazu zu essen. Nach zwei, fünf, zehn und 30 Minuten messen Sie noch einmal Ihren Puls. Ist dieser 20 oder mehr Schläge höher als zuvor, handelt es sich um eine allergische Reaktion. Dieses Lebensmittel lassen Sie dann erst einmal weg, oder Sie nehmen es im Rahmen einer Rotationsdiät nur alle vier Tage zu sich. Infolge der Sanierung des Darms lässt das Allergiepotenzial nach, Sie können also nach ein paar Wochen testen, ob Sie das Lebensmittel wieder vertragen.

Viele, denen der verzüchtete Weizen nicht bekommt, können problemlos Roggen, Gerste, Einkorn, Urdinkel, Kamut und Emmer konsumieren. Emmer und Kamut sind ursprüngliche Weizensorten. Der Dinkel, den man heute bekommt, ist in der Regel kein Urdinkel, sondern ein mit Weizen gekreuzter.

DIE AZIDOSE-KUR

FASTEN ZU HAUSE – GEHT DAS?

Menschen haben schon immer gefastet. »Fasten ist ein Ur-Heilmittel der Menschheit«, sagt Erich Rauch.[26] Fasten bedeutet den zeitweiligen völligen Verzicht auf Nahrungsaufnahme. Der Körper verbraucht dabei keine Energie mit Verdauung und Stoffwechsel und kann sich ganz auf die Aufgaben konzentrieren, die anliegen: Reparieren, Reinigen, Entgiften, Entsäuern und Heilen.

Es gibt keine Religion, die ihren Anhängern nicht empfiehlt, jährlich zu fasten, weil nicht nur der Körper dabei gereinigt wird, sondern auch die Seele. Wir werden wieder durchlässig für höhere Schwingungen, können uns über unseren Alltag erheben und uns vielleicht neue, höhere Ziele im Leben setzen.

Hippokrates, der berühmte Arzt der Antike, fastete selbst und verordnete vielen seiner Patienten Fastenkuren. Auch die Weisheitsschulen des Altertums wie Pythagoräer, Stoiker und Epikuräer wandten sie als eine Methode der Selbstbeherrschung und Selbsterforschung an.

Wer meint, durch Fasten dauerhaft abnehmen zu können, irrt. Wenn man seine Lebensweise nicht umstellt, kommt es wie bei jeder Reduktionsdiät zum Jo-Jo-Effekt, und es kehren nicht nur die verlorenen Pfunde zurück, sondern es kommen neue dazu, weil der Körper meint, er müsse Reserven für die nächste Hungerperiode

---

26 Rauch, Dr. E.: Die Darmreinigung nach Dr. med. F. X. Mayr. München: Goldmann 2011. S. 71.

bilden. Die ersten Kilos, die man beim Fasten verliert, sind sowieso nur Wasser, weil man ja salzfrei lebt und ein Gramm Salz etwa einen Liter Wasser bindet.

Hungern ist etwas völlig anderes als Fasten. Dabei handelt es sich um eine gefährliche und schädliche Unterversorgung mit Nährstoffen. Beim Fasten geht es um eine sinnvolle Schonung, Entsäuerung und Entgiftung des Verdauungsapparates, ja, des ganzen Körpers. Die Selbstheilungskräfte des Organismus werden zur Beseitigung krankhafter Prozesse mobilisiert. Man erlebt ein beglückendes Gefühl der Reinheit und Harmonie auf allen Ebenen.

»DIE FASTENZEITEN SIND TEIL MEINES WESENS. ICH KANN AUF SIE EBENSO WENIG VERZICHTEN WIE AUF MEINE AUGEN. WAS DIE AUGEN FÜR DIE ÄUSSERE WELT, IST DAS FASTEN FÜR DIE INNERE.«

(Mahatma Gandhi)

Fasten hat sich bei einer großen Anzahl von Krankheiten bestens als Heilmethode bewährt, von Hautkrankheiten über hohen Blutdruck, Verdauungsproblemen wie Verstopfung, Erkrankungen der Atemwege bis hin zu vielen fieberhaften Erkrankungen und auch manchen seelischen Störungen. Wenn man bedenkt, dass Übersäuerung die grundlegende Ursache für alle Zivilisationskrankheiten darstellt, wird die Bedeutung des Fastens als Therapie- und Vorbeugungsmethode deutlich. Es kann den Ausbruch zahlreicher Leiden verhüten, wieder mehr Lebensfreude und Lebenskraft schenken und uns ganzheitlich verjüngen.

Franz X. Mayr, der große Darmspezialist, führte dementsprechend auch Fastenkuren bei seinen Patienten durch. »Er war über die günstigen Auswirkungen so beglückt, dass er sich zeitlebens diesem Heilverfahren verschrieb.«[27] Bei der Mayr-Kur handelt es sich um eine Fastenform, bei der für einige Tage oder bis zu drei Wochen nur dünn gebrühte Kräutertees, eventuell mit etwas Honig und Zitronensaft, Wasser, Mineralwasser oder auch klare, frisch zubereitete Gemüsebrühe eingenommen werden.

Ideal ist es, eine solche Fastenkur in einer entsprechenden Kurklinik durchzuführen. Bei einer Mayr-Kur sind kompetente Darmspezialisten am Werk, die die Darmdiagnostik nach Franz X. Mayr beherrschen. Allerdings sind nicht alle von Renate Collier empfohlenen Massagen Teil des Behandlungskonzepts. Wenn man diese beherrscht, kann man mit einem/einer Freund/-in in Kur gehen und sich gegenseitig massieren.

»WER STARK, GESUND UND JUNG BLEIBEN WILL, SEI MÄSSIG, ÜBE DEN KÖRPER, ATME REINE LUFT UND HEILE SEIN WEH EHER DURCH FASTEN ALS DURCH MEDIKAMENTE.«
(Hippokrates)

Eine bis zu zehn Tage lange Fastenkur kann man auch gut zu Hause in Eigenregie durchführen. Menschen, die sich in ärztlicher Behandlung befinden und Medikamente nehmen müssen oder die sehr erschöpft und seelisch bzw. nervlich labil sind, sollten dies nur unter ärztlicher Aufsicht tun. Schwangere und Stillende dürfen keineswegs fasten.

Am leichtesten fällt solch eine Entschlackungskur, wenn man sich dafür Urlaub nimmt. Meiner Erfahrung nach wird man vorübergehend sehr sensibel, und z. B. Sticheleien von Kollegen und auch andere Stressfaktoren können

27 Rauch, Dr. E.: Die Darmreinigung nach Dr. med. F. X. Mayr. München: Goldmann 2011. S. 75.

einem sehr zusetzen. Durch das Fasten wird man dünnhäutig. Man ist eher introvertiert und erlebt manchmal unbekannte Stimmungsschwankungen, von himmelhoch jauchzend bis zu Tode betrübt – und das auch mehrfach am Tag.

Der Einstieg in die Fastenzeit ist genauso wichtig wie der Ausstieg. Daher schlägt man am Tag vorher beim Essen keineswegs noch einmal über die Stränge. Man isst wenig und leicht Verdauliches.

Fastenbrechen ist schwerer als Fasten. Die erste Mahlzeit ist vielleicht ein reifer Apfel oder gedünstetes Gemüse. Wir kauen gründlich und essen ganz langsam. Es sind schon Menschen in der Klinik gelandet, weil sie die Fastenzeit mit einem Vier-Gänge-Menü beendeten. Magen, Leber und Nieren waren damit komplett überfordert.[28]

Dr. Renate Collier empfahl zum Beginn des Fastens die Einnahme einer Glaubersalzlösung. Neuere Erkenntnisse sprechen jedoch dagegen, weil durch die ausgelöste rabiate Darmentleerung ein Großteil der wichtigen Darmbakterien, des Mikrobioms, in der Toilette landet. Nehmen Sie stattdessen zu Beginn und während der Fastenzeit jeden Morgen einen Bittersalztrunk zu sich. Er führt im Gegensatz zur Glaubersalzlösung nicht zu explosionsartigen Entleerungen, sondern stellt eine sanfte Darmreinigung dar (siehe S. 60).

Plan für die Fastenzeit

- Fragen Sie sich morgens: Was habe ich geträumt? Träume sind keine Schäume, schon gar nicht während des Fastens.
- Rekeln Sie sich im Bett, und machen Sie etwas Gymnastik. Warum geben Sie sich nicht gleich eine Selbstmassage? Arme,

---

28 Im Standardwerk »Wie neugeboren durch Fasten« und dem Folgeband »Richtig essen nach dem Fasten« von Hellmut Lützner gibt es auch zum sogenannten Abfasten gute Tipps (beide München: Gräfe und Unzer, zuletzt 2013 bzw. 2015).

Kopf/Nacken, Bauch, Gesäß, Rücken, soweit Sie kommen, Beine und Füße.

- Meditieren Sie morgens, oder geben Sie sich eine Reiki-Behandlung.
- Messen Sie morgens und auch während des Tages den pH-Wert Ihres Urins mit einem Teststreifen aus der Apotheke. Ist der Urin auch tagsüber stark sauer, steuern Sie mit einem Basenpräparat (z. B. Dr. Jacob's Basenpulver, Neukönigsförder Mineraltabletten oder Rebasit mineral Pulver) gegen.
- Nehmen Sie jeden Morgen einen Bittersalztrunk ein (siehe S. 60). Ist bis abends keine Entleerung erfolgt, wiederholen Sie abends die Einnahme, oder machen Sie einen Einlauf.
- Reiben Sie sich vor dem Duschen mit einem Luffa-Handschuh herzwärts ab. Das fördert die Entgiftung über die Haut, und die Hautschuppen werden durch das Duschen abgespült.
- Machen Sie Wechselduschen für den Kreislauf, zuletzt kalt.
- Bewegen Sie sich viel: Joggen, Yoga, Gymnastik, Power Walking.

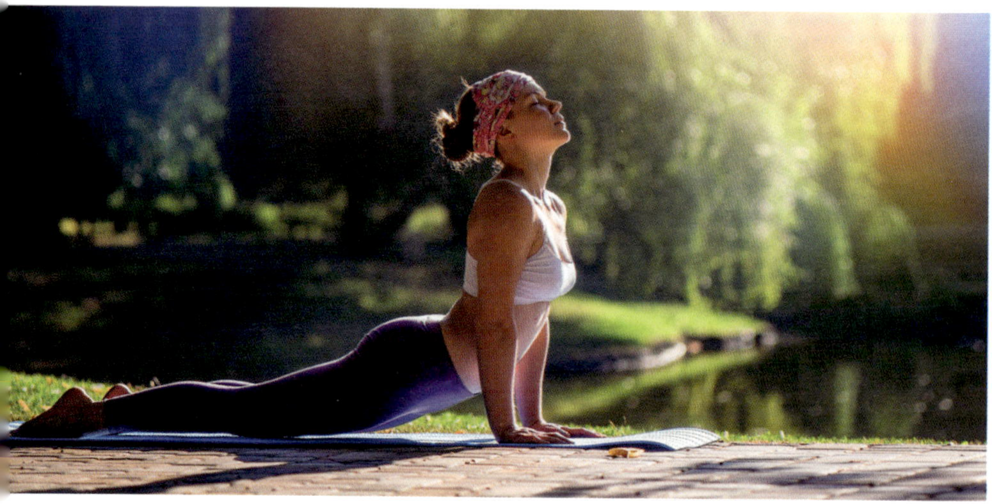

- Trinken Sie frühestens eine halbe Stunde nach dem Bittersalztrunk Kräutertee. Nehmen Sie ihn teelöffelweise zu sich, und speicheln Sie ihn vor dem Schlucken gut ein. Geeignete Teesorten sind z. B. Brombeerblätter, Lindenblüten, Eisenkraut, Fenchel, Kümmel, Melisse. Der Tee kann leicht mit Honig gesüßt werden, insgesamt sollten aber nicht mehr als drei Teelöffel Honig im Laufe eines Tages aufgenommen werden.
- Legen Sie vor dem Mittagessen für mindestens eine halbe Stunde einen Wickel an (siehe S. 109).
- Nehmen Sie mittags Kräutertee oder klare Gemüsebrühe zu sich. Für die Brühe kochen Sie klein geschnittenes Bio-Gemüse (z. B. Karotte, Kartoffel und Knollensellerie) eine Viertelstunde aus und sieben es durch.[29] Verwenden Sie kein blähendes Kohlgemüse und keine Zwiebeln. Nicht salzen!
  Eine Alternative ist ballaststofffreier Gerstengrassaft. Entweder entsaften Sie selbst angebautes Gerstengras, oder Sie rühren ein Gerstengrassaftpulver (z. B. von Dr. Hagiwara) an. Speicheln Sie auch den Gerstengrassaft beim Trinken gut ein. Das Maltodextrin im Pulver dient der Haltbarmachung der Enzyme und ist ein Kohlenhydrat, das über 48 Stunden verstoffwechselt wird.
- Trinken Sie tagsüber viel Kräutertee oder Mineralwasser ohne Kohlensäure.
- Nehmen Sie abends wieder eine Gemüsebrühe, Gerstengrassaft oder Kräutertee, eventuell leicht mit Kokosblütenzucker oder Honig gesüßt, zu sich.
- Gehen Sie früh schlafen, am besten mit einem Prießnitz-Wickel (siehe S. 110). Vorher können Sie sich noch eine Bauchselbst-

29 Über das übrig gebliebene Gemüse, mit Kräutersalz und Olivenöl angemacht, freut sich der Rest der Familie.

massage geben. Waschen Sie vor dem Schlafengehen die Füße mit sehr warmem Wasser, das entspannt den Solarplexus, unser Kontrollzentrum. Eine ähnliche Wirkung hat auch eine Wärmflasche an den Füßen. Einschlafen hat mit Loslassen zu tun, wir wechseln die Bewusstseinszustände. Sorgen halten uns vom Einschlafen ab.

Kaffee und schwarzer Tee sind während der gesamten Fastenzeit tabu. Im Laufe des Tages sollten Sie sich am besten zwei Bauchselbstmassagen und eine Beinselbstmassage geben. Jeden zweiten Tag sind eine Azidose-Massage des Rückens und eine Kopf-Nacken-Massage (siehe S. 81) zu empfehlen. Dadurch werden Entsäuerung und Entgiftung stark beschleunigt und Fastenkrisen abgemildert. Es ist hilfreich, für die Rückenmassage einen Masseur zu haben, weil man nicht an alle wichtigen Stellen selbst herankommt. Am besten belegen Sie ein Azidose-Massage-Seminar zusammen mit einem/einer Freund/-in oder Ihrem/Ihrer Partner/-in. Wenn man die Rückenmassage sanft durchführt, wirkt sie sehr entspannend und sinnlich.

Zwischen dem fünften und sechsten sowie dem zehnten und zwölften Tag können Fastenkrisen auftreten. Alte Symptome flackern kurzfristig auf, man fühlt sich schwindelig und missgestimmt. Dann gönnen Sie sich noch mehr Ruhe, nehmen Sie bei stark saurem Urin auch tagsüber ein Basenpräparat ein, und trinken Sie viel. Auch ein Einlauf kann Wunder bewirken. Auf jeden Fall sollten Sie in Bewegung bleiben. Unsere Vorfahren haben lange Strecken ohne Nahrungsaufnahme zurückgelegt. Daran knüpft auch die Technik des Fastenwanderns an. Verkriechen Sie sich also nicht den ganzen Tag im Bett, sondern kurbeln Sie durch tägliche moderate Ausdauerbewegung den Kreislauf und die Entgiftung an. Wer in Übung ist, kann auch saunieren. Nach einer solchen Fastenkur fühlen Sie sich tatsächlich wie neugeboren. Sie brauchen weniger Schlaf, haben mehr Energie und wachen morgens gut gelaunt und voller Tatendrang auf.

Damit der Fastenerfolg nicht schnell wieder zunichtewird, übernehmen Sie einige Elemente aus der Fastenzeit in Ihren Alltag. Geben Sie sich weiterhin dreimal die Woche eine Bauchmassage, trinken Sie viel, und speicheln Sie das Essen gut ein, reduzieren Sie Genussgifte, gewöhnen Sie sich eine basenbetonte Ernährung an. Nehmen Sie auch weiterhin bei Verstopfung am nächsten Morgen einen Bittersalztrunk zu sich, und gönnen Sie sich dann Ruhe, wenn Sie sie brauchen. Wer sich vor der Fastenkur nicht viel bewegt hat, sollte das Bewegungsprogramm weiterführen – irgendeine Sportart gefällt Ihnen sicherlich, ich habe mit 61 noch mit Tangotanzen angefangen. Darüber freut sich unser Darm, und wir scheiden jede Menge Säuren über die Atmung, die Nieren und den Schweiß aus.

Was, wenn Fasten nicht infrage kommt?

Sie können eine Darmreinigungs- und Azidose-Kur auch ohne Fasten durchführen. Statt Gemüsebrühe kochen Sie sich dünnen Haferschleim aus Haferschmelzflocken und Wasser. Lassen Sie ihn eine Viertelstunde köcheln, sieben Sie ihn durch, und salzen Sie ihn ganz leicht. Nehmen Sie den Haferschleim teelöffelweise zu sich, und kauen Sie mindestens dreißigmal, um ihn gut einzuspeicheln. Alternativ kauen Sie angetrocknete Buchweizenbrötchen zusammen mit einem kleinen Schluck Pflanzenmilch, bis alles flüssig ist. Franz X. Mayr verordnete die »Totalverflüssigung« eines Kurbrötchens im Mund. Von ihm ist auch der Satz überliefert: »Wir haben die Menschen weniger das Fasten zu lehren als vor allem das richtige Essen!« Für Jürgen Schilling stellt die Intensivierung dieses Konzepts, das »Schmauen«

oder »schmeckende Kauen«, eine neue gesunde Lebensweise dar.[30] Durch Speicheleinwirkung wird die Nahrung alkalisch oder basisch. Schon im alten China hieß es: »Was du isst, sollst du trinken. Was du trinkst, sollst du essen.« Sie können auch eine allergiearme Basenkost (siehe S. 124) zu sich nehmen, sollten dann zwischendurch aber immer einmal einen Tag fasten.

Auch bei dieser gemäßigten Azidose-Kur trinken Sie morgens den Bittersalztrunk, geben sich Massagen und bewegen sich viel. Eine noch leichter durchzuführende Kur besteht in der milden Ableitungsdiät des Mayr-Arztes Erich Rauch.[31] Diese Kost ist auch geeignet, während man berufstätig ist.

Wichtig bei allen Kostformen, die den Darm stärken sollen, ist das gute Einspeicheln und gründliche Kauen. Wer sich zum Essen Zeit nimmt und gut kaut, merkt rechtzeitig den Sättigungsreflex und kann sich nicht überessen. Alles Zuviel an Nahrung, selbst der gesündesten Basenkost, wird im Körper sauer verstoffwechselt.

Angesichts des chronischen Stresses, mit dem fast jeder konfrontiert ist, und der bewegten und beunruhigenden Zeit, in der wir leben, sollten wir unbedingt ein Programm für Tiefenentspannung und Stressabbau praktizieren, z. B. authentisches Reiki oder Meditation. Früh ins Bett zu gehen, unterstützt ebenfalls unser Nervensystem, besonders im fortgeschrittenen Lebensalter. Dabei geht es überhaupt nicht darum, wie viele Kalenderjahre wir schon gelebt haben, sondern um unser biologisches Alter. Zwischen beidem liegen manchmal 30 Jahre und mehr. Mit der Azidose-Therapie bleiben Sie innerlich

30 Schilling, J.: Kau dich gesund! Stuttgart: Haug 2005.

31 Rauch, E.; Mayr, P.: Milde Ableitungsdiät. Stuttgart: Haug 2001.

und äußerlich jung, können die Welt bereisen, sich um die Enkelkinder kümmern oder Ihre Fähigkeiten ehrenamtlich einbringen. (Denken Sie nur an die vielen Kinder mit Migrationshintergrund oder Flüchtlingskinder, die dringend Mentoren brauchen. Es gibt viel zu tun, packen wir es an!)

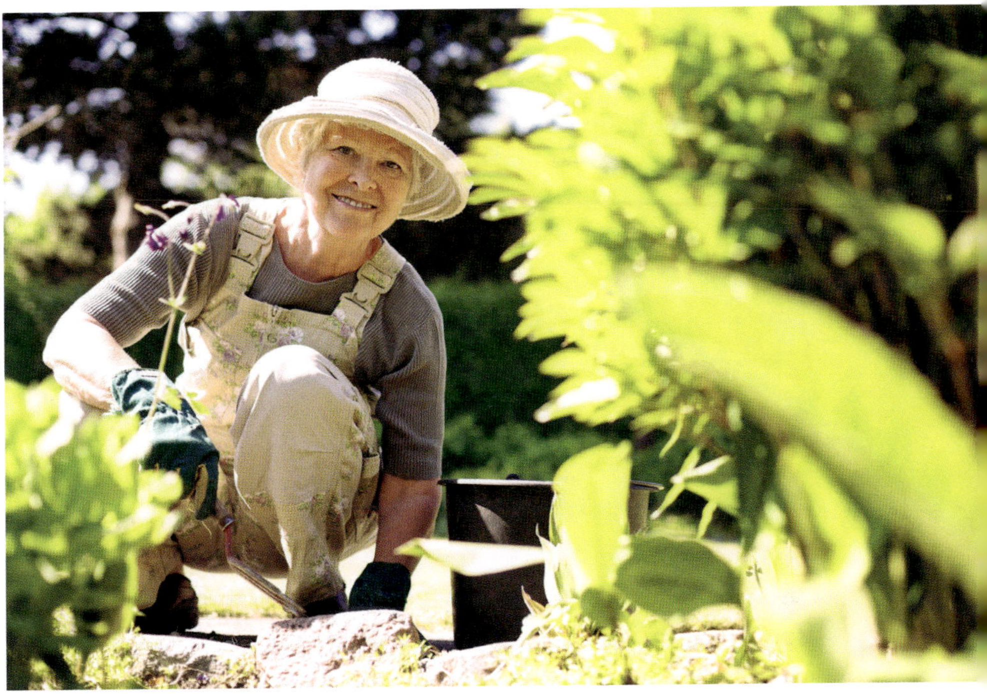

Wie oft sollte gekurt werden?
Der Mayr-Arzt Erich Rauch empfiehlt jährlich eine Darmschonkur: »Heutzutage sollte jeder Mensch mit der gleichen Selbstverständlichkeit, mit der er seine gewohnte äußerliche Körperreinigung durchführt, regelmäßig, und zwar in den meisten Fällen einmal pro Jahr, seinen Körper durch eine Darmschonkur auch innerlich reinigen und

ertüchtigen.«[32] Der Schwerpunkt liegt in der Krankheitsverhütung und der Erhaltung der Gesundheit.

Jeder möchte im Alter selbstständig bleiben, aber man muss auch etwas dafür tun. Mein Vater hielt beispielsweise mit 97 Jahren noch Vorträge in Schulen. Mein Opa wurde 105 Jahre und starb an Altersschwäche. Auch er lebte sehr gesund mit viel Bewegung und Gemüse und Obst aus dem eigenen Garten. Wer einer basenbetonten Lebensweise frönt mit jährlicher Azidose-Kur, ist schon fast auf der sicheren Seite, was die Mitgliedschaft im Club der fitten Hundertjährigen betrifft.

DER BITTERSALZTRUNK – EIN EINLAUF VON OBEN

Wer eine Fasten- oder Entsäuerungskur macht, sollte sich unbedingt über das Thema *Darmreinigung* Gedanken machen. Wir machen mindestens einmal im Jahr Urlaub, aber gönnen wir den auch unserem Darm, der für uns ein Leben lang arbeitet? Gewähren wir ihm Ruhe und Schonung? Helfen wir ihm, sich von über Jahrzehnte angesammelten Kotresten zu befreien? Was nützt die beste Ernährung mit Super Foods, grünen Smoothies und natürlichen Nahrungsergänzungen wie Moringa und Afa-Algen, wenn der Darm so verschlackt ist, dass er die Vitalstoffe darin gar nicht vollständig aufnehmen kann?

Wir können den Darm nur wirklich entlasten, wenn wir alle Ballaststoffe weglassen. Das geht ausschließlich durch Fasten oder

32 Rauch, E.; Mayr, P.: Milde Ableitungsdiät. Stuttgart: Haug 2001. S. 150.

Säftefasten. Basenfasten oder Früchtefasten ist kein wirkliches Fasten und entlastet den Darm nicht entsprechend. In einer Fastenkur haben auch grüne Smoothies nichts verloren, sehr wohl aber frisch gepresste Säfte.

»DER DARM IST DIE WURZEL DER PFLANZE MENSCH.«
(Franz X. Mayr)

Wie helfen wir dem Darm, sich zu reinigen?

Viele denken erst einmal an einen Einlauf oder eine Colon-Hydrotherapie. Wir müssen uns dabei aber klarmachen, dass diese Methoden nur den Dickdarm erreichen, nicht jedoch den etwa fünf Meter langen Dünndarm, in dem die Darmzotten liegen. In diesen Buchten haben sich meist Schlacken aus vielen Jahren angesammelt, die wir gern loswerden wollen, damit der Darm seine Aufgaben wieder vollständig erfüllen kann und wir nicht länger an vollen Töpfen verhungern.

Hier kommt der geniale Bittersalztrunk aus Magnesiumsulfat ins Spiel. Rühren Sie einen flachen Teelöffel davon – um nicht zu viel zu nehmen, empfiehlt sich ein Eierlöffel – in 250 Milliliter trinkwarmes Wasser ein. Wenn Sie den Trunk am Vorabend anrühren, können sich die Kristalle optimal auflösen. Diesen Bittersalztrunk trinken Sie morgens als Erstes zügig. Es sollte mindestens eine halbe Stunde Zeit bis zum Frühstück und auch einer eventuellen Medikamenteneinnahme vergehen, weil *Reinigung* und *Nahrungsaufnahme* zwei völlig verschiedene Themen für den Körper sind. In der Zwischenzeit ist Bewegung wie Yoga oder Morgengymnastik empfehlenswert. Wer den Geschmack des Bittersalzes nicht mag, kann ein paar Spritzer Zitronensaft zufügen oder weicht auf »F. X. Passage SL-Salz« aus, das geschmacksverbessernde Zusätze enthält.

Meist kommt es innerhalb einer halben Stunde nach der Einnahme zu einer Darmentleerung. Auch beim Fasten geschieht das, obwohl ja gar nichts gegessen wird. Was dann ausgeschieden wird, sind alte Kotreste, die oft die Konsistenz von Kuhfladen besitzen und gelegentlich bestialisch stinken. Manchmal verlassen uns unglaubliche Mengen übel riechenden Stuhls verschiedenster Farbe, durchsetzt mit Kotsteinen. Wir können uns darüber freuen, dass wir diesen Dreck nicht länger in uns tragen, sondern endlich loswerden.

»GESUNDHEIT IST WOHLGERUCH. KRANKHEIT IST GESTANK.« (Franz X. Mayr)

Oft kleben an den Darmausbuchtungen und -falten Kotreste, die mit der Darmschleimhaut »auf das Innigste verhaftet oder verbacken sind«.[33] Diesen Nährboden nutzen schädliche Darmbakterien als Brutstätte, die mit ihren giftigen Stoffwechselrückständen dem Darm und damit dem gesamten Organismus schwer schaden können. Diese Toxine stellen eine große Säurelast dar, die wir mit der Darmreinigung loswerden können.

»Hand in Hand mit der Reinigung des Darmes vollzieht sich auch eine Säuberung des Blutes sowie eine Entschlackung und Entsäuerung von belasteten Geweben, Gelenken und Gefäßen.«[34]

Natürlich scheiden wir nicht nur über den Darm aus, sondern auch über die Nieren – unser Urin wird während der Entgiftung dunkel und riecht streng –, die Haut – der Schweiß kann übel riechen – und den Mund – wir können einen unangenehmen Mundgeruch entwickeln, und die Zunge kann belegt sein.

33 Rauch, E., Mayr, P.: Milde Ableitungsdiät. Stuttgart: Haug 2001. S. 100.

34 Ebd. S. 101.

Die Salzkonzentration des Bittersalztrunks entspricht in etwa der des Blutes. Er durchläuft den Magen-Darm-Trakt, ohne die empfindlichen Darmschleimhäute zu reizen. Die Darmwand nimmt einen Teil des Magnesiums auf, der Sulfatanteil bindet im Darm Wasser an sich. Dieses Spülwasser löst und bindet Verkrustungen und Ablagerungen und schwemmt sie aus. Renate Collier bezeichnete den täglichen Bittersalztrunk daher auch als »Einlauf von oben«. Weil Speise- und Kotreste gelöst werden, kommt es anfangs oft zu unangenehm riechenden Blähungen. Nach ein paar Tagen werden die dünnflüssigen Stühle weniger und die Winde seltener.

Wie harmlos dieser Bittersalztrunk ist, zeigte Renate Collier durch einen Selbstversuch. Sie nahm die Lösung elf Jahre lang ohne Unterbrechung täglich ein. Dies soll jedoch nicht als Empfehlung an Sie verstanden werden.

Renate Collier empfahl, in der Nachkur weiter den Bittersalztrunk einzunehmen. In der ersten Woche nach der Kur setzt man in der Wochenmitte einen Tag aus, in der zweiten Woche pausiert man zweimal und so fort, bis zur siebten Woche. Kranke sollten die Bittersalzlösung so lange einnehmen, bis alle Symptome verschwunden sind.

Bei älteren Menschen mit erschöpftem Darm kann es zu starken und häufigen Durchfällen kommen. Mit dem dünnflüssigen Stuhl wird viel Kalium ausgeschieden, ein Mineralstoff, der wichtig für das Herz ist. Wenn der Stuhlgang häufiger als fünfmal täglich erfolgt, sollte das Bittersalz abgesetzt werden. Nach ein bis zwei Tagen kann laut Collier mit einer um die Hälfte verdünnten Lösung – also einen halben Teelöffel auf einen Viertelliter Wasser – wieder begonnen werden. Zusätzlich sollten täglich zwei Messlöffel Basenpulver eingenommen werden, um sicherzugehen, dass es nicht zu einem Kaliummangel kommt. Dies ist ausschließlich beim Fasten notwendig, nicht bei einer Basenkost, weil dann über die Nahrung genügend Mineralstoffe wie Kalium aufgenommen werden.

Bei schlechtem oder ausbleibendem Stuhlgang kann man sich auch mit **Einläufen** behelfen, die jeder leicht selbst durchführen kann. Sie gelten als eines der ältesten Naturheilmittel. Schon die Essener haben sie angewendet, indem sie ausgehöhlte, mit Wasser gefüllte Kürbisse in Bäume hängten und eine Ranke einführten.[35] Durch Fasten und Einläufe werde die »Wiedergeburt zu einem neuen Leben« bewirkt, der Tempel des Körpers wieder rein zur Aufnahme des Geistes.

Ich empfehle den hohen Einlauf, der den gesamten Dickdarm erreicht. Beim Kauf von Irrigator und Darmschlauch bzw. -rohr (in der Apotheke) achten Sie darauf, dass sie aufeinandergesteckt werden können. Den Irrigator füllen Sie mit 750 Milliliter warmem Wasser, dem Sie fünf Tropfen Kamillentinktur zufügen. Sie können auch warmen Kamillentee verwenden. Das Gefäß hängen Sie hoch, das Darmrohr wird am Ende mit Vaseline eingerieben. Legen Sie sich auf einer weichen Unterlage auf die linke Seite – hier verläuft der absteigende Dickdarm –, führen Sie den Schlauch ein, und öffnen Sie den Hahn des Irrigators. Dann atmen Sie entspannt und ruhig. Wenn der Druck intensiv ist, entleeren Sie den Darm, und machen Sie einen zweiten Einlauf. Das Wasser fließt nun ohne große Widerstände ein. Nach zwei Minuten nehmen Sie die Rückenposition ein, das Wasser erreicht dadurch den Querdarm. Zuletzt legen Sie sich zwei Minuten auf die rechte Seite, sodass der Einlauf den aufsteigenden Dickdarm erreichen kann.

---

35 Székely, E. B.: Schriften der Essener – Buch 1. Saarbrücken: Neue Erde (3) 2011.

Sollte Ihnen die Anwendung mit dem Irrigator nicht zusagen, können Sie auf eine Klyso-Pumpe zurückgreifen, auch sie ist in Apotheken erhältlich. Sie können sie entweder auf der Toilette sitzend oder im Liegen anwenden. Legen Sie sich dabei auf eine weiche Unterlage.

Nach einer gründlichen Darmreinigungskur und bei richtiger Ernährung sind Einläufe nicht mehr nötig. Ich setze sie aber gern ein, wenn eine Erkältung droht. Oft ist danach der Spuk vorbei, und ich fühle mich wieder klar und fit.

MASSAGEN – SÄUREDEPOTS IM BINDEGEWEBE LÖSEN

Die Rolle des Bindegewebes in der Azidose-Therapie

Das Bindegewebe gerät allmählich in den Fokus einer gesundheitsbewussten Öffentlichkeit. Es spielt für die Gesunderhaltung des menschlichen Organismus eine wichtige Rolle. Wussten Sie, dass dieser zu zwei Dritteln aus Bindegewebe besteht? Es ist dreimal so groß wie die Leber. Betrachtet man die Trockenmasse, besteht nur ein Drittel des Körpers aus Funktionsgewebe, also spezialisierten Zellen, der überwiegende Teil hält dieses zusammen. Das Bindegewebe, auch »Interstitium« oder »Stroma« genannt, übernimmt keine Organfunktion, sondern enthält die zu- und abführenden Gefäße und Nerven, grenzt das Organ gegen seine Umgebung ab und hält und stützt seine Form. Der menschliche Körper würde auseinanderfallen, wenn er nicht von Bindegewebe

»GESUNDHEIT GIBT ES NICHT IM HANDEL, SIE WIRD ERKÄMPFT DURCH LEBENSWANDEL.«
(Henry Ford)

zusammengehalten würde. Sogar in den Zellen ist Bindegewebe zu finden, es stellt auch ein Kommunikationsnetz dar, das alle Zellen und Organe mit dem regulierenden Nervensystem verbindet.

Man kann sich das so vorstellen, dass die Blutgefäße, die die Zellen mit Nährstoffen versorgen und Abfallstoffe entsorgen, nicht ganz an die Zelle heranreichen. Das letzte Stück des Transportweges verläuft durchs Bindegewebe. Ist das Bindegewebe aber zu verschlackt und übersäuert, sind die Versorgung und Entgiftung der Zelle gefährdet oder gar unmöglich. Die Zelle kann ihre Funktionen nicht optimal erfüllen, und wenn der Zustand einen kritischen Wert erreicht hat, tritt sogar der Säuretod der Zelle ein.

Die wichtigste Aufgabe des Bindegewebes besteht darin, Säuren zu binden. Hier speichert der Organismus die Säuren, die auszuscheiden er nicht in der Lage ist. Schon Friedrich F. Sander schrieb 1969: »Das Bindegewebe ist ganz überwiegend der Ort, den wir als den ›Abladeplatz‹ des Organismus für die vom Blut abgeschobenen Stoffe betrachten müssen.«[36] Alle frisch auftretenden Säuren werden im Bindegewebe abgefangen und deponiert, um zu gegebener Zeit, z. B. nachts, ausgeschieden zu werden. Daher ist auch morgens der Urin am sauersten.

Wenn das Bindegewebe zu stark mit Säuren belastet ist, geht es in einen gelartigen Zustand über, und der lebenswichtige Stoffaustausch zwischen Blut und Bindegewebszellen wird zunehmend blockiert. Friedrich F. Sander ging so weit, zu sagen, dass die Erkrankung der Schutzschicht die Voraussetzung sei für organische Erkrankungen: »Man darf sogar annehmen, dass – wenigstens im Allgemeinen – ein

36 Sander, F. F.: »Über Genese und Pathologie latenter Azidosen.« In: Der Deutsche Apotheker, 21. Jhg. Mai 1969. S. 3.

Organ überhaupt nicht erkranken kann, solange jene Schutzschicht, also sein regionales Bindegewebe, sein ›Paraplasma‹, physiologisch einwandfrei funktioniert.«[37] Er setzte latente Azidose gleich mit Gewebsazidose. Ohne Behandlung des Bindegewebes, so Sander, gäbe es keine kausale Therapie, sie sei dann nur symptomatisch. Zur Heilung des erkrankten Bindegewebes empfahl er unter anderem Bäder, Sauna, Schwitzkuren, heiße und kalte Kompressen, Massagen, Diät- und Fastenkuren zur Darmsanierung und Bettruhe.

Lothar Wendt beschrieb als einer der Ersten ausführlich die Aufgabe des Bindegewebes als Säurespeicher.[38] Er legte dar, dass im Bindegewebe vor allem saure Eiweißüberschüsse tierischen Ursprungs abgespeichert werden.

Auch die Erneuerung jeder Zelle setzt Säuren wie Harnsäure frei. Stress ist deshalb ein Säurebildner, weil er dazu führt, dass unser Körper in den Flucht- und Angriffsmodus geht. Dazu werden Stresshormone wie Cortisol und Adrenalin ausgeschüttet, die die Skelettmuskelaktivitätsbereitschaft erhöhen, gleichzeitig aber die Ausscheidung von Stoffwechselendprodukten drosseln. Wer unter chronischem oder Dauerstress leidet, übersäuert, weil das Gewebe minderdurchblutet wird und durch diese Sauerstoffnot Milchsäure produziert, um damit einen Notenergiestoffwechsel in Gang zu setzen.[39]

Die Produktion von Milchsäure kennen wir vom Sport, wir erleben sie als Muskelkater. Sehen können wir sie besonders bei Frauen wegen ihres lockeren Bindegewebes als unschöne Orangenhaut oder

37 Ebd.

38 Wendt, L.: Gesund werden durch Abbau von Eiweißüberschüssen. St. Georgen: Schnitzer 1983.

39 Vgl. Bartning, S.: »Bindegewebe und Grundregulation.« S. 11.

Cellulite. Auch in feuchter Wäsche, die man einen Tag im Wäschekorb vergessen hat, siedeln Milchsäurebakterien aus der Luft und sorgen dafür, dass sie muffig-sauer riecht und erneut gewaschen werden muss.

Im menschlichen Körper wird das Immunsystem durch zu viele Säuren strapaziert. Wir werden anfällig gegenüber Viren und Bakterien, oder es kommt zu Autoimmunerkrankungen wie Rheuma, Arthritis oder der Schilddrüsenerkrankung Hashimoto-Thyreose.

Ist das Gewebe chronisch überlastet, kann eine Erschöpfung oder vegetative Dystonie eintreten, die zur Reaktionsstarre führt. Therapieformen wie die Azidose-Massage wirken auf das Gewebe erwärmend und durchblutungsfördernd.

Am Zustand des Bindegewebes der Haut lässt sich der Grad der Säurespeicherung feststellen. Das Unterhaut-Zellgewebe ist normalerweise geschmeidig, weich und beweglich. Sind dort Säuren gespeichert, wird es fest, hart und schmerzt auf Druck. Die Konsistenz wird gelartig, es entsteht Cellulite, und als Masseur hat man Mühe, eine rollende Hautfalte zu greifen. Wenn die Bindegewebedepots überfüllt sind, kommt es zu einer pathologischen Überaktivität der Ausscheidungsorgane, oft durch chronische Entzündungen wahrnehmbar. Als letzte Reserve wird auf die Mineralstoffe im Blut zurückgegriffen. Wir sehen daran, wie wichtig es ist, das Depot Bindegewebe von Säuren zu befreien, damit diese nicht überlaufen und zu ernsthaften Krankheiten führen.

Auch eine basenbildende Ernährungsweise, eine weitere Säule der Azidose-Therapie, verändert den Stoffwechsel zugunsten eines basischen Milieus und sorgt für die Neutralisation und Ausscheidung von Säuren. Basenkost und Mobilisierung der Säuren durch manuelle

Therapie wirken Hand in Hand. Unterstützend wirken natürlich auch aktive Bewegungsformen wie Yoga, Chirogymnastik nach Walter A. Laabs oder Joggen. Bewegung in allen Formen bereichert die Azidose-Therapie. Eine weitere Säule ist Entspannung, Ruhe und Meditation, beispielsweise durch das authentische Reiki.

Durch Azidose-Massagen können wir das Gewebe von Schlacken und anderen unerwünschten Stoffwechselendprodukten reinigen. Der Stoffwechsel wird angeregt, und es gelangt vermehrt Sauerstoff ins Gewebe. Daher nannte Renate Collier diese von ihr entwickelten Massagen auch »passive Bewegungstherapie«. Wie in der Waschmaschine die Lauge nimmt beim Menschen der Urin den Schmutz auf. Deshalb kann dieser nach einer solchen Behandlung stark sauer sein. Sebastian Bartning, Heilpraktiker und Azidose-Kurleiter nach Renate Collier, sagt: »Durch Azidose-Massagen werden die Säuren losgetreten wie Schneelawinen im Gebirge, wenn Tauwetter eintritt.«

Sinn und Zweck der Azidose-Massage

Damit der pH-Wert des Blutes konstant bleibt, legt der Körper Säurespeicher im kollagenen Bindegewebe an. Eigentlich ist dies als vorübergehende Zwischenlagerung gedacht, um die Säuren möglichst bald durch Mineralstoffe zu neutralisieren und über den Blutkreislauf, die Nieren und den Harn auszuscheiden.

Leider nimmt durch unsere moderne Lebensweise die Säurelast immer mehr zu. Mit der Nahrung nehmen wir zu wenige Basen auf. Der Tisch ist immer gut gedeckt, im Gegensatz zu früheren Zeiten – und zwar mit zu viel Eiweiß tierischen Ursprungs wie Fleisch und Käse sowie weiteren Milchprodukten, die im Körper sauer verstoffwechselt werden. Früher gab es für die meisten Menschen Zeiten, in denen es nicht viel zu essen gab oder gar gehungert wurde. Der Körper und der Darm konnten sich reinigen und von Schlacken und Säuren befreien. Diese Zeiten fehlen uns heute, außer, wir entscheiden uns bewusst zum Fasten. Viele Menschen bewegen sich zudem zu wenig, die Entgiftung über den Schweiß fehlt. Hinzu kommt chronischer Stress, vielleicht der stärkste Säurefaktor in unserem Leben.

Wenn die Säuren durch tief gehende Massagen mobilisiert werden, können sie vom Körper ausgeschieden werden. Für viele der Massagen braucht man keinen Masseur, sondern kann sie an sich selbst anwenden. Das macht die Azidose-Massagen so universell und effektiv.

»EIN ARZT, DER NICHT MASSIEREN KANN, KANN AUCH NICHT BEHANDELN. DIE HÄNDE DES THERAPEUTEN SIND DIE WICHTIGSTEN WERKZEUGE, SOWOHL FÜR EINE SICHERE DIAGNOSE ALS AUCH FÜR EINE GUTE THERAPIE.«
(Renate Collier)

Wenn das Bindegewebe durch zu viele Säuren überlastet und überfordert ist, verfilzt das kollagene Bindegewebe. Es quillt auf und wird fest, im extremen Fall zur »Schwarte«, wie Renate Collier den Zustand undiplomatisch beschrieb.

Bei einem Metzgermeister erlebte ich einmal auf Sylt, dass ich neben der Massageliege auf einen Stuhl steigen musste, um genug Druck auszuüben, um so etwas wie eine rollende Hautfalte hinzubekommen. Durch seine ungesunde Lebensweise – viel Fleisch, wenig Gemüse, kaum Bewegung – hatte sich das Gewebe dieses Mannes verfestigt. Obwohl noch jung, hatte er eine glänzende Halbglatze. Nach drei Wochen Kopf-Nacken-Massage und Entsäuerung wuchs wieder ein zarter Flaum auf seinem Kopf.

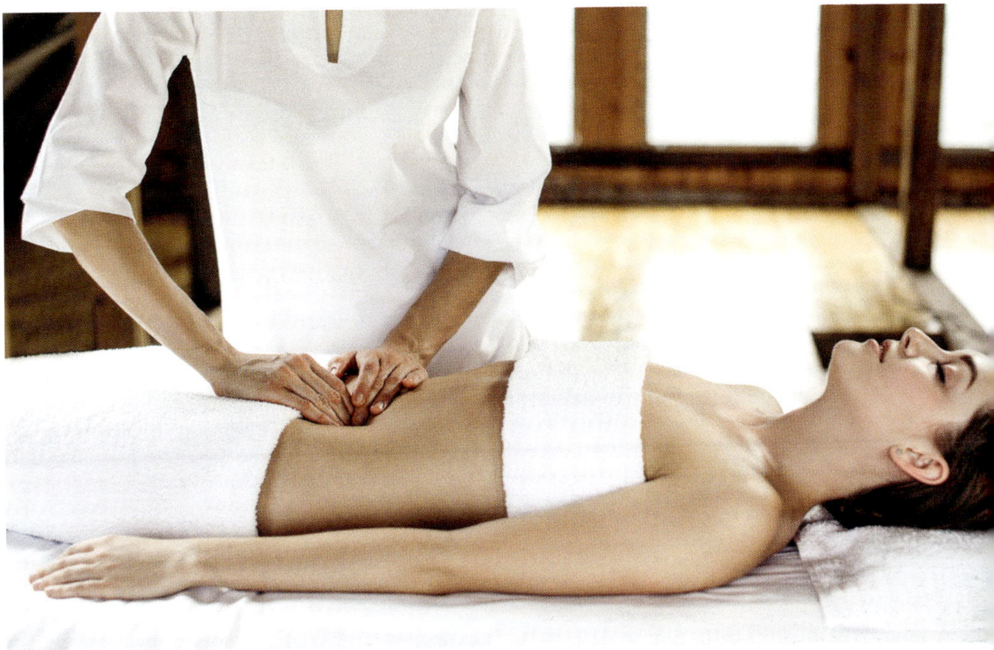

Ein Azidose-Therapeut oder -Berater kann durch den Diagnosegriff entlang der Wirbelsäule und andere Tastbefunde erkennen, wie übersäuert jemand ist. Es gibt bei der Azidose die Stadien I bis IV. Ist das Gewebe mit Säuren beladen, die Säurelast sehr hoch, ist die Oberhaut mit dem Bindegewebe wie verklebt, fest und hart. Manchmal lassen sich auch kleine Kristalle ertasten. Im gesunden, säurefreien Zustand lässt sich die obere Hautschicht leicht und schmerzfrei von der Unterhaut abheben.

Bei den Massagegriffen hat der Klient öfter Schmerzen. Schmerzen im kollagenen Bindegewebe sind immer Zeichen dafür, dass dort Säuren lagern, die mobilisiert werden sollten. Die Kraft muss so dosiert werden, dass sie in Fluss gebracht und ausgeschieden werden, der Betroffene aber nicht so sehr leidet, dass er in eine Abwehrhaltung gerät und sich verspannt. Spätestens wenn bei der Rückenmassage die Füße wippen, ist es Zeit, den Druck zu verringern und sanfter zu massieren.

Frauen speichern ihre Säuren meist im Gewebe an der Innenseite der Knie, wo sie kleine Pölsterchen haben, an der Außenseite der Oberschenkel (»Reiterhosen«) und an der Außenseite der Oberarme. Männer speichern ihre Säuren meist im Inneren des Körpers oder am Rücken. Deswegen sind Depots bei Männern schwieriger festzustellen. Als Frau können Sie den Azidose-Test mit stumpfem Kneifgriff – ohne Fingernägel – an den erwähnten Gewebestellen machen. Tut es weh, sind es Säuren.

Säuren werden in Wasser gelöst und über den Harn ausgeschieden. Daher sollten Sie nach der Massage viel stilles Wasser, Kräutertee oder einen Basenpulvertrunk zu sich nehmen. Jeder kann sich von dem Reinigungserfolg selbst überzeugen, indem er den pH-Wert oder Säuregehalt des Urins nach einer solchen Massage misst. Der Wert ist oft extrem sauer. Dies ist positiv zu bewerten, denn es zeigt, dass durch die Azidose-Massagen reichlich Säuren aus dem Gewebe gelöst und zur Ausscheidung gebracht wurden.

Durch Azidose-Massagen nach Renate Collier wird das Gewebe wieder durchlässig. Lymphblockaden verschwinden, und das Bindegewebe kann seine Aufgaben optimal erfüllen. Vielen Säure-Krankheiten wie Gicht, Rheuma und Arthrose, aber auch Krebs wird der saure Boden entzogen, den sie zum Gedeihen brauchen. Reinigungskrisen wie Erkältungen und Entzündungen sind nicht mehr nötig, wenn wir uns eine basenbetonte Lebensweise mit der richtigen Ernährung, Bewegung, Stressabbau und Azidose-Massagen zu eigen machen.

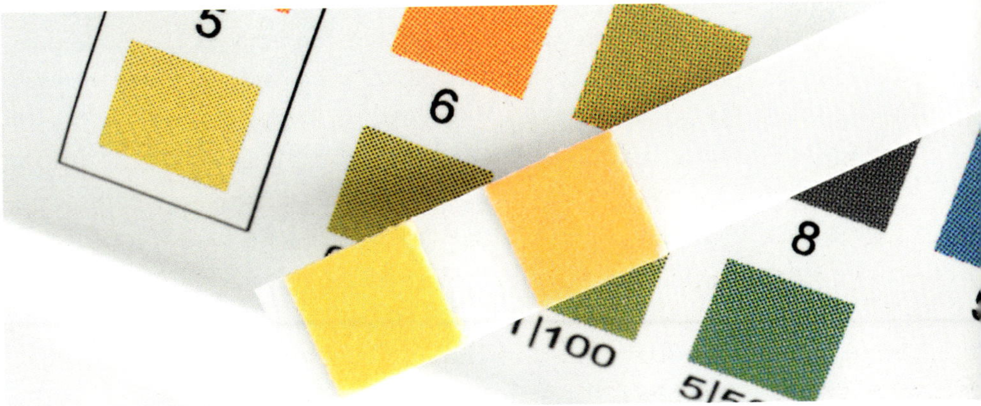

Fast jeder ist heute übersäuert, vielleicht mit Ausnahme von gestillten Säuglingen und Mitgliedern von Naturvölkern, von denen es immer weniger gibt. Nach meiner Erfahrung reicht auch eine basenüberschüssige Kost heute nicht mehr aus, um ins Säure-Basen-Gleichgewicht zu kommen und darin zu bleiben.

Wie schon erwähnt, ist chronischer Stress wohl der stärkste Säurebildner überhaupt. Und wer leidet nicht darunter? Deshalb empfehle ich Methoden zur Stressbewältigung und Tiefenentspannung wie das authentische Reiki oder Meditation. Vor und nach einem Reiki-Marathon von mehreren Stunden Gruppenbehandlung haben wir den pH-Wert des Urins der Teilnehmer gemessen. Er war bei allen mindestens um eine Stufe auf der Messskala in den basischen Bereich gewandert.

Die Grundlage einer Azidose-Massagetherapie sollte eine generelle Entsäuerung sein. Vor und nach den Massagen nehmen Sie am besten Basenpulver ein. Die Ernährung sollten Sie auf basenüberschüssig umstellen, und Sie sollten, auch an den Folgetagen, viel trinken. So können Sie einen weiteren Beitrag zu Ihrer Gesundheit leisten.

Nach Azidose-Massagen schauen wir in den Spiegel und stellen fest: Unsere Augen glänzen, unsere Haut ist rosig und gut durchblutet, wir fühlen uns energiegeladen und sind voller Lebensfreude. Die Übersäuerung hat nämlich auch eine psychische Komponente. Wir sind leicht aggressiv, überfordert, neigen zu Stimmungsschwankungen und sind oft und schnell erschöpft, wenn uns Mineralstoffe fehlen. Durch die Azidose-Therapie, bei der die Massagen als Gewebewäsche eine tragende Säule darstellen, werden unsere Gedanken klar, wir bekommen Power, sind wieder neugierig auf das Leben und fühlen uns seinen Anforderungen gewachsen.

Nur in einem gesunden Körper kann ein gesunder Geist wohnen. So sind die Azidose-Therapie und die Azidose-Massagen wunderbare Mittel für mehr Frieden in uns und damit auf der Welt und Instrumente für unsere Persönlichkeitsentwicklung und unser spirituelles Wachstum. Der Geist hat wieder mehr Lust, im Tempel des Körpers zu wohnen und sich zu verwirklichen.

Die Bauchselbstmassage

Massagen gehören zu den ältesten Behandlungsmethoden und sind in allen Kulturen von alters her bekannt. Durch die Berührungen werden vermehrt Endorphine freigesetzt, die sogenannten Wohlfühlhormone. Die Massagen, um die es hier geht, haben aber noch viele weitere therapeutische Wirkungen.

Renate Collier hat die Bauchmassage der Mayr-Ärzte so weiterentwickelt, dass jeder sie sich selbst, auch prophylaktisch, geben kann. Ich habe mich im Folgenden eng an Renate Collier gehalten, die die Bauchselbstmassage ausführlich in ihrem Buch »Wie neugeboren durch Darmreinigung« beschreibt. Dass sie sie ihren Patienten beibrachte, kam im Bund der Mayr-Ärzte nicht gut an. Noch heute heißt es im Buch des Mayr-Arztes Erich Rauch: »Es ist verständlich, dass eine so eingreifende Behandlung nur vom eigens dafür geschulten Arzt durchgeführt werden kann.«[40] Natürlich muss man einiges beachten. Ansonsten aber möchte ich entgegnen: Mein Bauch gehört mir. Ich möchte meinen Körper selbst kennenlernen und ihn unterstützen, und dafür ist die Bauchmassage, richtig ausgeführt, ideal.

»DIE GIFTE IM DARM SIND ES NACHWEISBAR, DIE DEN MENSCHEN KRANK, VORZEITIG ALT UND HÄSSLICH MACHEN.«
(Franz X. Mayr)

Franz X. Mayr nannte die Massage des Bauches des Patienten »Bauchtraining« oder »Darmschulung«. Warum? Der Darm wird tonisiert, gewinnt Spannung an Stellen, wo er erschlafft ist. Und er kann sich entkrampfen, wo er zu viel Spannung aufgebaut hat. Seine Funktionen werden gestärkt, er wird in seiner wertvollen Arbeit unterstützt. Bauchselbstmassagen sind nicht nur während einer Kur sinnvoll, sondern wir sollten den Beispielen von Franz X. Mayr und Renate Collier folgen, die sich zeitlebens täglich eine Bauchselbstmassage gegeben haben. Renate Collier hat die Griffe dafür erstmals aufgeschrieben, in Franz X. Mayrs Schriften finden sich nur verstreut Hinweise.

40 Rauch, E.: Die Darmreinigung nach Dr. med. F. X. Mayr. München: Goldmann 2011. S. 110.

Das Zwerchfell massiert den Darm, deshalb ist tiefe Bauchatmung – auch während der Bauchselbstmassage – wichtig. »Eine gute Bauchatmung ist das erste und das beste Darmtraining.«[41]

Durch die Massage des Bauches wird die Peristaltik angeregt, der Dünndarm verbessert seine Spannkraft, der Abtransport von Schlacken durch Blut und Lymphe wird gefördert, Leber und Galle werden entlastet, und auch das Herz verbessert seinen Tonus und schlägt wieder kraftvoller und regelmäßiger. Aufgrund der Anregung des Blutkreislaufs werden die in der Bauchhöhle liegenden Organe wie Leber und Bauchspeicheldrüse bestens mit Nährstoffen und Sauerstoff versorgt. Die bessere Muskeltätigkeit des Darms wirkt sich auf die Gesamtverfassung des Körpers aus. »Was für den arteriellen Kreislauf das Herz bedeutet, das ist für den venösen Kreislauf die Gesamtheit aller Muskelfasern des Darmes.«[42]

»DIE KONSISTENZ EINES GESUNDEN VERDAUUNGS-APPARATES IST WEICH WIE EINE FLAUMFEDER.«
(Renate Collier)

Oft bekommt man noch während der Massage rosige Wangen, weil das vegetative Nervensystem durch die Darmtonisierung stimuliert wird. Kohlendioxid kann aus den Geweben abtransportiert werden, Blut und Lymphe werden gereinigt. Auch die Beweglichkeit des Zwerchfells wird verbessert, die bei vielen eingeschränkt ist. Dadurch ist die natürliche, tiefe Bauchatmung wieder möglich. Entzündliche Prozesse im Darm gehen oft nach kurzer Zeit zurück. Der Pfortaderkreislauf der Leber wird angeregt, und dank einer Verbesserung der Tätigkeit der Bauchspeicheldrüse kann sich der Zuckerspiegel normalisieren.

41 Collier, R.: Wie neugeboren durch Darmreinigung. München: Gräfe und Unzer 1995. S. 51.

42 Ebd.

Der Kreislauf wird harmonisiert, die Selbstheilungskräfte werden aktiviert. Sogar Falten gehen zurück, es entsteht ein frischer Gesichtsausdruck.

Am besten führen Sie die Bauchselbstmassage gleich morgens im Bett und/oder abends vor dem Einschlafen im Liegen durch. Sie dauert etwa 15 Minuten. Die einzelnen Massageschritte werden einige Male hintereinander gemacht, beanspruchen aber jeweils nur wenige Minuten. Es ist wichtig, seinen Bauch sanft zu behandeln und nur leichten Druck auszuüben. Renate Collier verglich es damit, einem Neugeborenen über das Köpfchen zu streichen. Sie hörte nicht auf zu betonen, dass der Mensch ein Wesen der sanften Reize ist, und dies gilt ganz besonders für den Darm. Wenn wir den Darm nicht liebevoll behandeln, wird er sich uns entziehen, und wir erreichen nichts. »Jeder falsche Griff könnte leicht wie das Herumtappen eines Elefanten im Porzellanladen wirken.«[43]

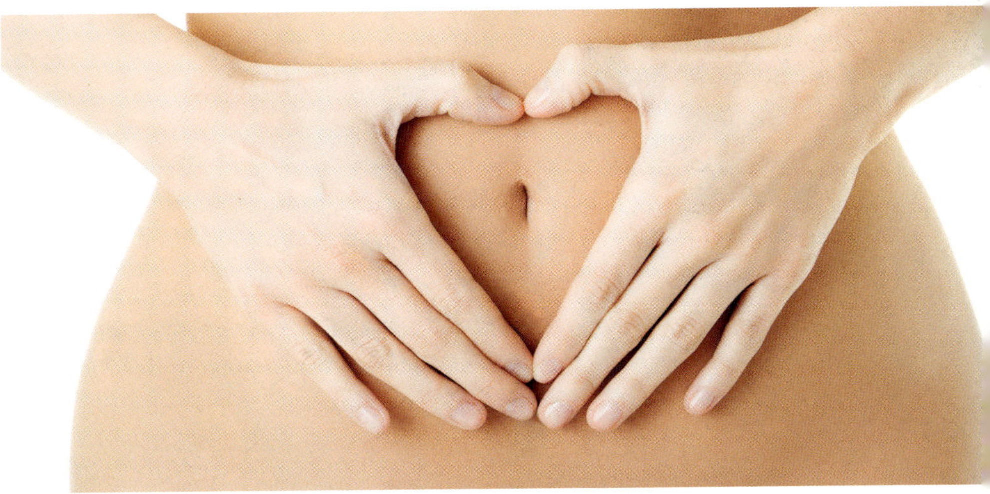

43 Collier, R.: in »Bauchmassage.« Bietigheim o. J.

Wir benutzen immer die ganze Hand, nicht nur die Fingerspitzen, weil wir in der Handfläche mehr Gefühl haben. Wie das wogende Meer hebt und senkt sich der Bauch mit der Ein- und Ausatmung. Unsere Hände schwimmen wie ein Boot auf diesen Wellen. Und wie das Boot niemals unter die Wasseroberfläche taucht, so dürfen auch die Hände niemals in den Bauch hineindrücken. Bei der Einatmung geht der Druck der Hände gegen Null, bei der Ausatmung wird er leicht verstärkt. Wichtig ist, dass die Hände leicht auf dem Bauch ruhen, wir entwickeln dabei ein Kontaktgefühl für Bauch und Darm. Den Kontakt mit dem Darm verlieren die Hände nun nicht mehr. Locker bleiben die Hände während der Massage auf dem Bauch liegen, als wenn sie mit der Haut verwachsen wären.

Massiert wird nur während der Ausatmung. Der Druck auf die Bauchwand bleibt stets gleich. Laut Renate Collier sind die Manipulationen am Darm umso wirkungsvoller, je zarter sie erfolgen. Die Handflächen ruhen wie festgewachsen auf derselben Stelle des Bauches. Es findet ausschließlich ein Verschieben der Bauchhaut gegen die Darmoberfläche statt. Die Ellenbogen stützen Sie auf.

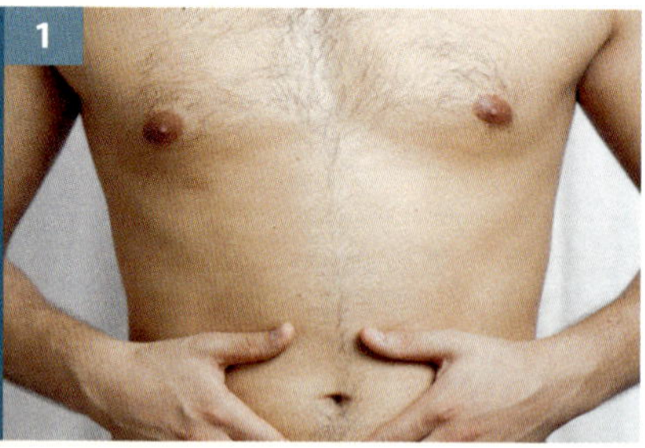

Abb. 1: Kontaktaufnahme: Legen Sie beide Hände locker auf die Bauchdecke, und spüren Sie einfach eine Weile, wie sich der Bauch bei der Ein- und Ausatmung hebt und senkt.

Abb. 2 und 3: Die Hände liegen jetzt locker auf der Bauchdecke, die Fingerspitzen sind leicht ineinandergeschoben. Beim tiefen Einatmen gehen die Fingerspitzen ein wenig auseinander, beim Ausatmen bewegen sie sich wieder aufeinander zu.

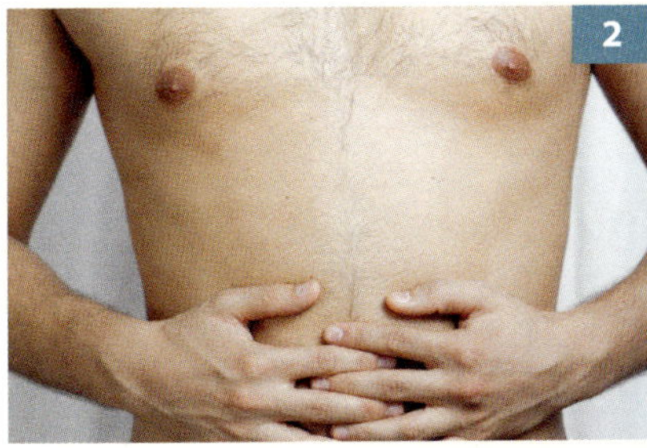
2

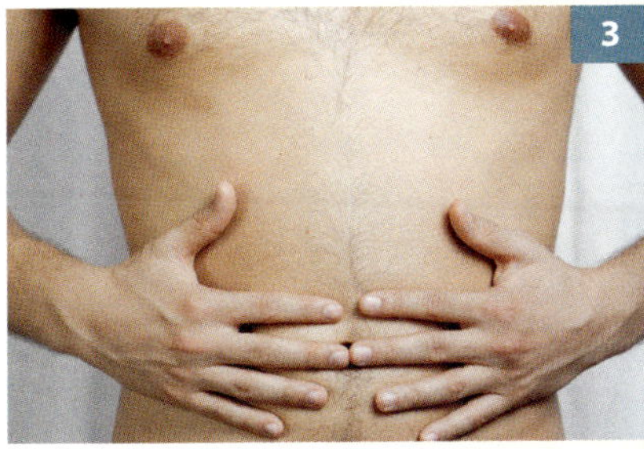
3

Abb. 4: Jetzt verschränken Sie die Hände auf der Mitte des Bauches. Die Finger bleiben zusammen. Durch die Ein- und Ausatmung entsteht ein leichter Druck auf die Darmnerven, der die Peristaltik anregt.
Beim Ausatmen führen Sie von außen nach innen vibrierende Bewegungen – sanftes Schuckeln – auf dem Bauch aus.

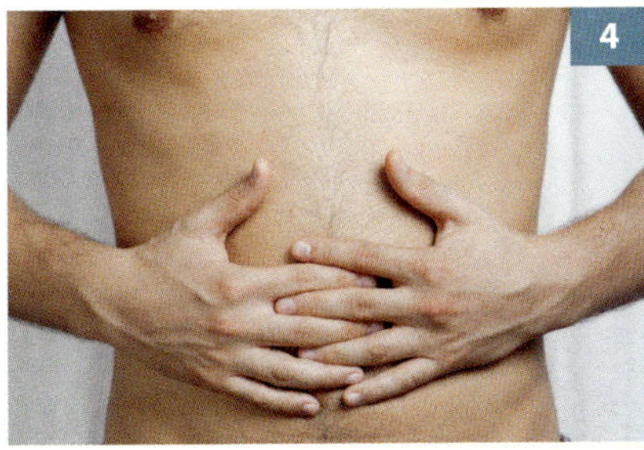
4

Abb. 5: Verkanten Sie die linke Hand in der Leistenbeuge, am sogenannten Darmbeinkamm. Dadurch können die Gedärme nicht ausweichen. Mit der rechten Hand führen Sie beim Ausatmen entgegen dem Uhrzeigersinn kreisende Bewegungen aus.

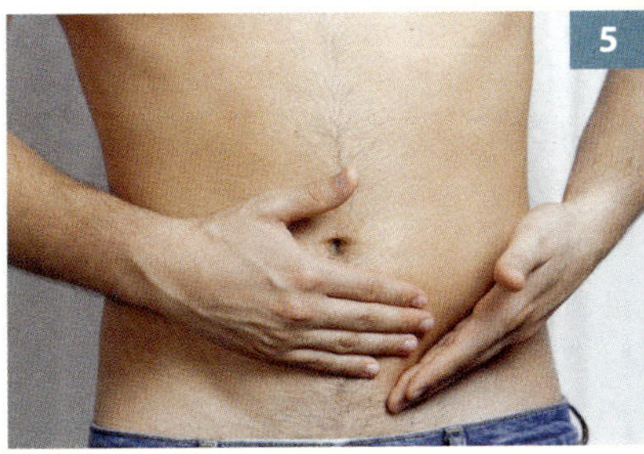
5

6

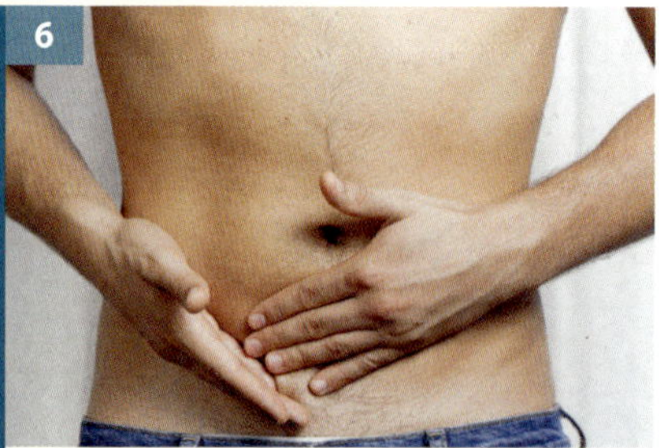

Abb. 6: Jetzt kommt die andere Seite dran. Verkanten Sie die rechte Hand in der Leistenbeuge. Mit der linken Hand führen Sie kreisende Bewegungen entgegen dem Uhrzeigersinn aus. Hier verläuft der absteigende Dickdarm, der im After mündet.

7

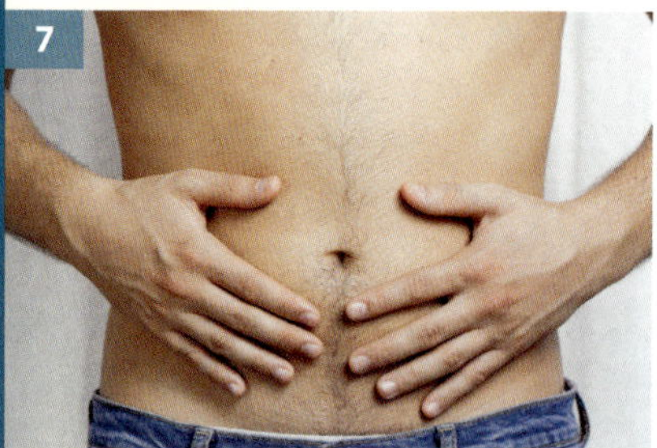

Abb. 7: Wenn die Ausatmung einsetzt, verschieben Sie mit beiden Händen die Bauchwand kreisförmig zur Bauchmitte hin und wechseln über zu vibrierenden Bewegungen. Beim Einatmen bleiben die Hände ruhig auf dem sich vorwölbenden Bauch liegen.

8

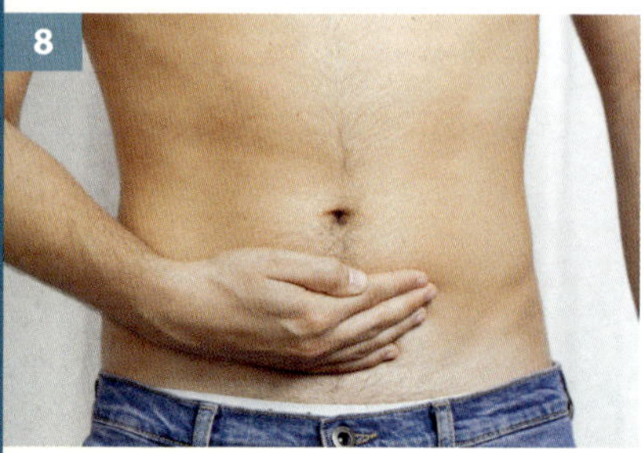

Abb. 8 und 9: Legen Sie eine Hand mittig auf den Bauch. Dann verkanten Sie leicht die Kleinfingerkante in der Schambeinfurche. Mit der Ausatmung verschieben Sie den gesamten Dünndarm sanft kreisend herzwärts. Dieselbe Massage machen Sie anschließend auch mit der anderen Hand.

9

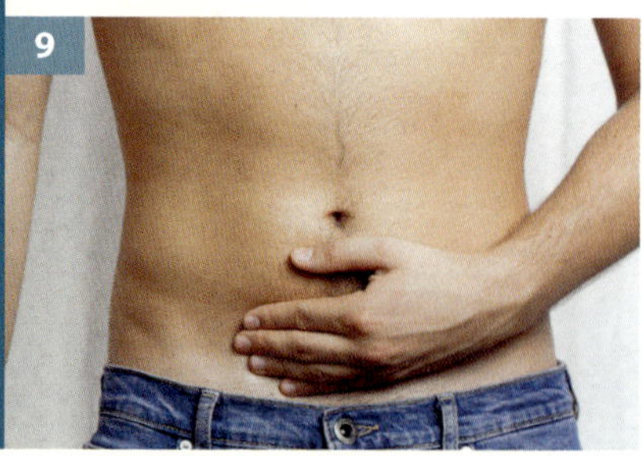

Abb. 10: Eine Hand legen Sie auf den Oberbauch, die andere auf den Unterbauch. Kreisen Sie während der Ausatmung mit beiden Händen mit sanftem Druck auf dem Bauch.

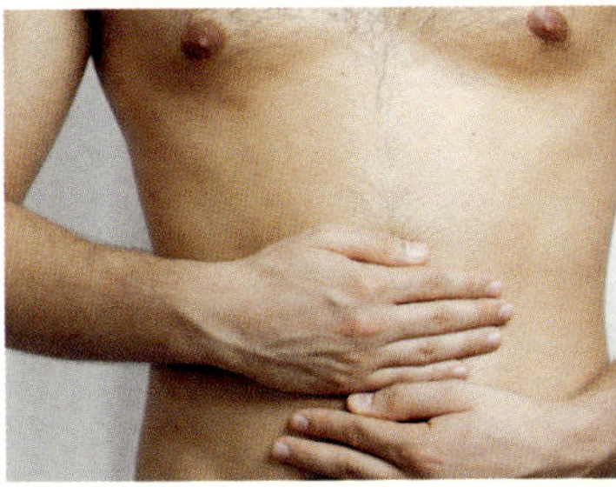

10

Abb. 11: Zum Abschluss der Massage umfassen Sie den Bauch von den Seiten her und drücken bei der Ausatmung den Bauch einige Male ganz sanft von außen nach innen.

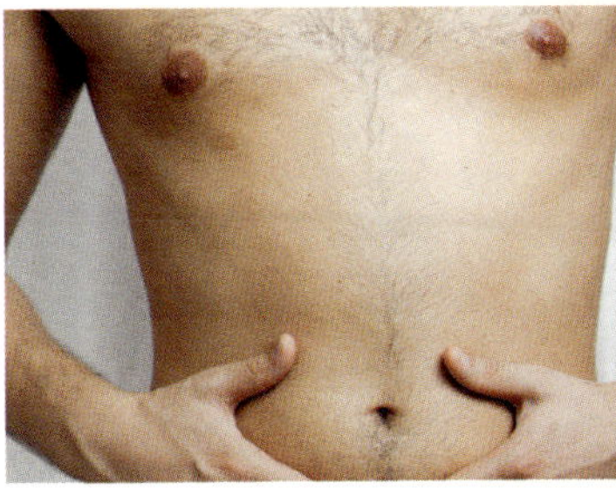

11

Sie können alle Griffe wiederholen und dabei die Beine aufstellen. Dadurch erreichen Sie noch andere Stellen des Darms.

Die Kopf-Nacken-Selbstmassage

Die Kopf-Nacken-Massage im Sitzen mobilisiert Säuren und aktiviert die Lymphe. Sie macht munter, gut gelaunt und schenkt klare Gedanken. Prophylaktisch und therapeutisch kann sie auch bei Kopfschmerzen helfen. Man kann die Kopf-Nacken-Massage auch anderen geben, dann kommen noch zwei zusätzliche Griffe dazu. Ich finde es aber sinnvoll, dass wir uns auch selbst massieren.

1

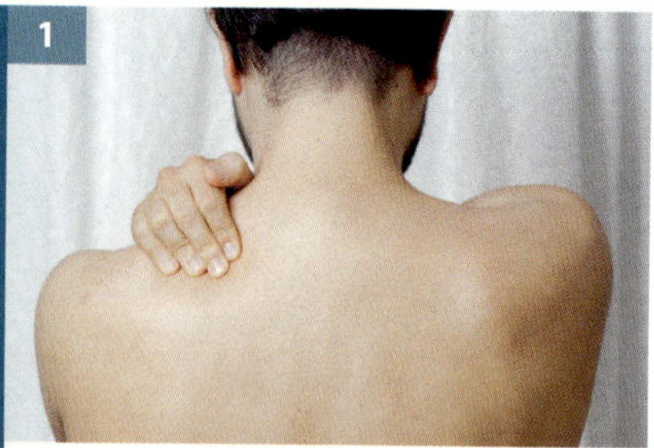

2

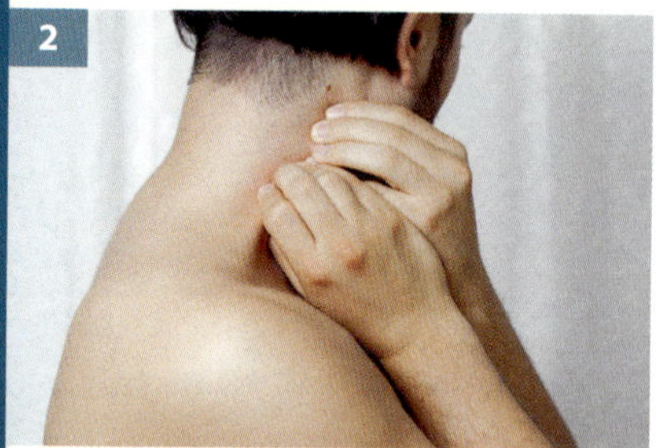

3

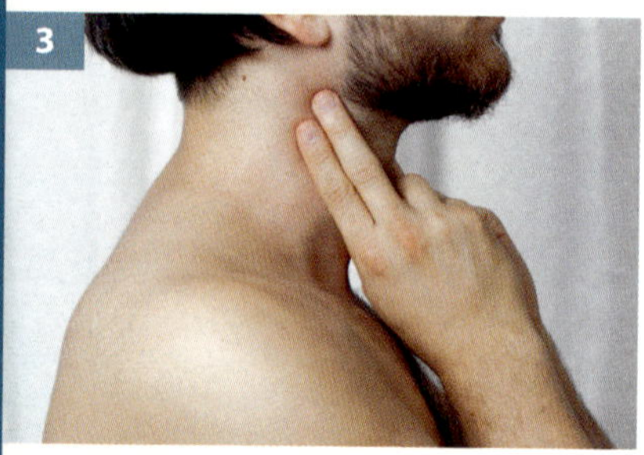

4

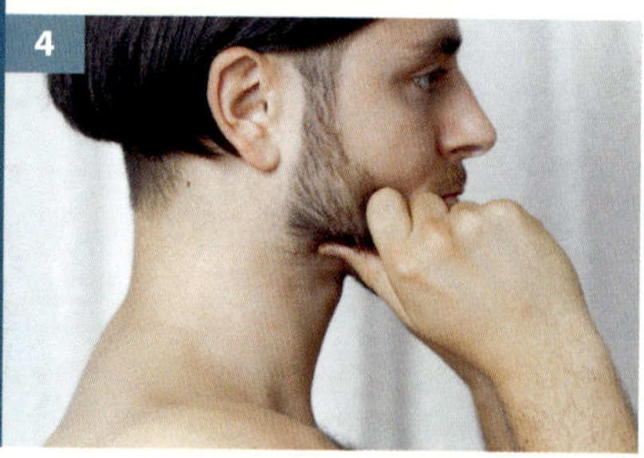

Abb. 1: Mit der rechten Hand massieren Sie kräftig die linke Nackenpartie von hinten nach vorn. Dann massieren Sie mit der linken Hand die rechte Nackenpartie von hinten nach vorn.

Abb. 2: Im Wechselgriff setzen Sie unterhalb der Ohren an und kneten die seitlichen Halsmuskeln abwechselnd links und rechts bis zu den Schultern hin durch.

Abb. 3: Streichen Sie Ihren Hals entlang in leichten Kreisbewegungen mit nur sehr wenig Druck die Lymphe von oben nach unten aus. Sie bearbeiten dabei drei Linien: Eine führt vom Ohransatz Richtung Schlüsselbeingrube, die zweite von der Mitte des Unterkiefers Richtung Schlüsselbeingrube und die dritte unterhalb des Kinns auch Richtung Schlüsselbeingrube. Sie können beide Seiten gleichzeitig bearbeiten. Machen Sie nur fühlende, tastende Kreise, drücken Sie keinesfalls tief in den Hals.

Abb. 4: Führen Sie vom Kiefer zum Kinn hin Kreise aus, mit stumpfem Kneifgriff, also ohne Beteiligung der Fingernägel.

Abb. 5: Dasselbe machen Sie auf der Wange, am Kinn und zwischen Oberlippe und Nase.

Abb. 6 und 7: Gehen Sie mit den Zeige- und Mittelfingern unter den Jochbeinbogen. Mit kleinen spiralförmigen Bewegungen tasten Sie sich vom Jochbeinbogen vor Richtung Nasenflügel. Hier wandern Sie immer noch kreisend die Knochenkante der Nase hoch, bis Sie in der Nähe der Innenseite der Augen, etwa einen Zentimeter unterhalb des inneren Augenwinkels, auf eine kleine Mulde treffen, wo der Tränenkanal beginnt. Sie können wieder beide Seiten gleichzeitig und mehrfach behandeln.

Abb. 8: Ich habe festgestellt, dass auch in den Nasenflügeln und im weichen Knorpelteil der Nase Säuren sitzen können. Also drücken und streichen Sie sie beherzt mehrere Male aus.

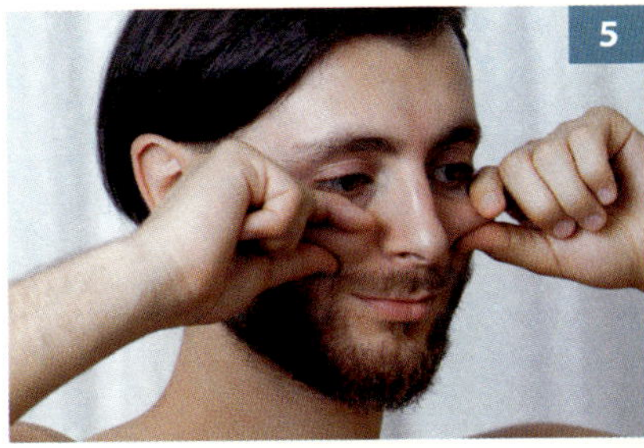
5

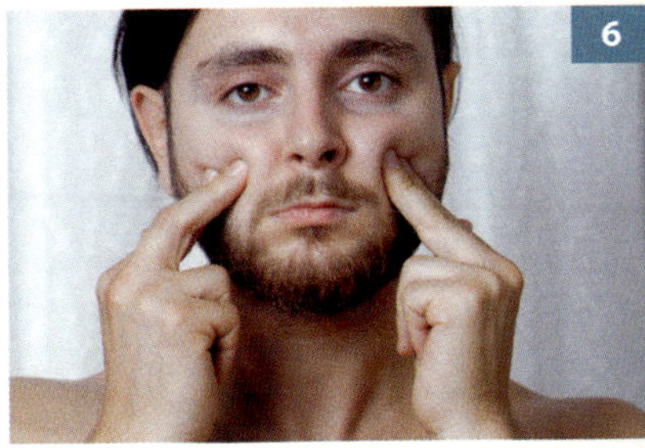
6

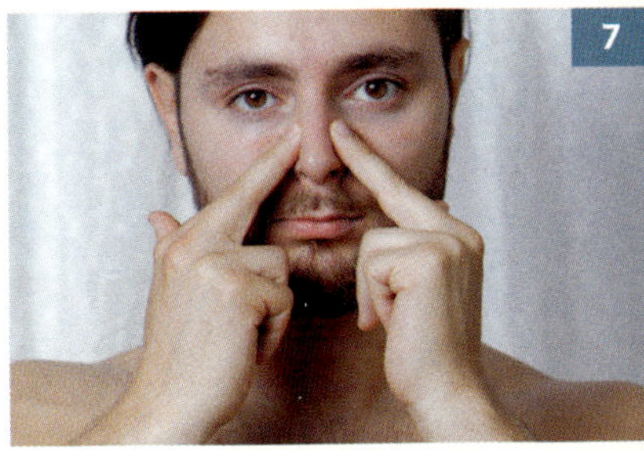
7

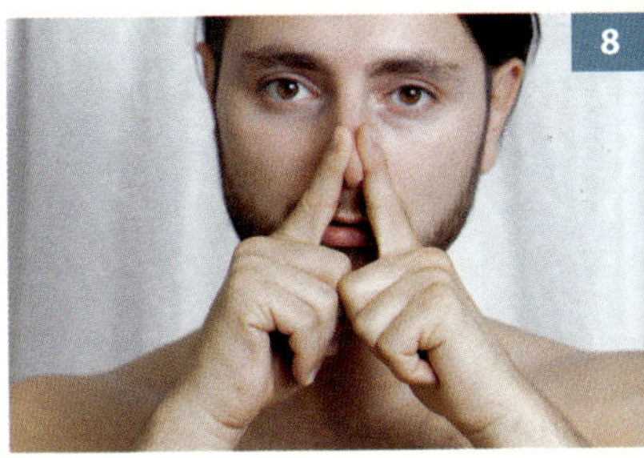
8

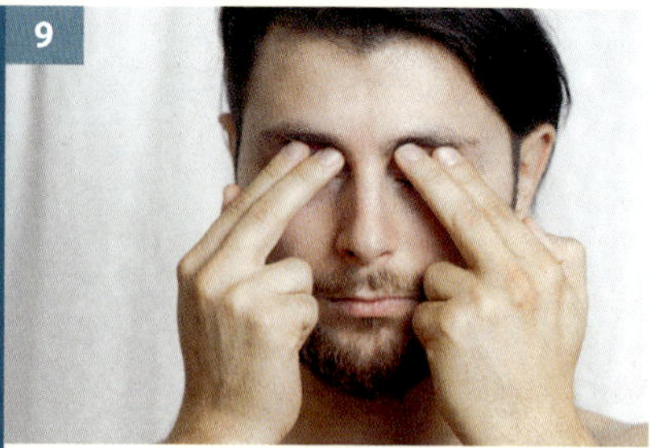

9

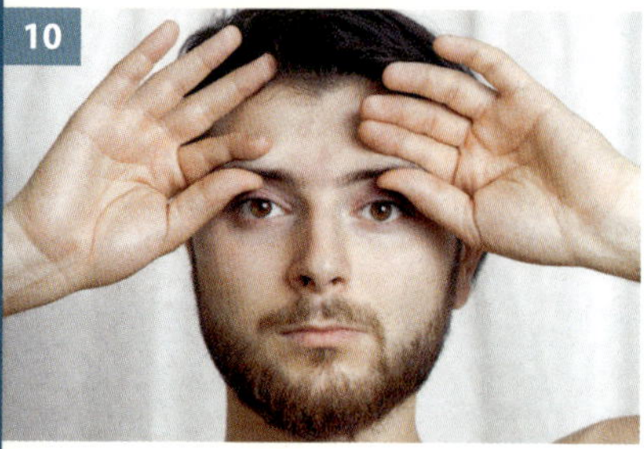

10

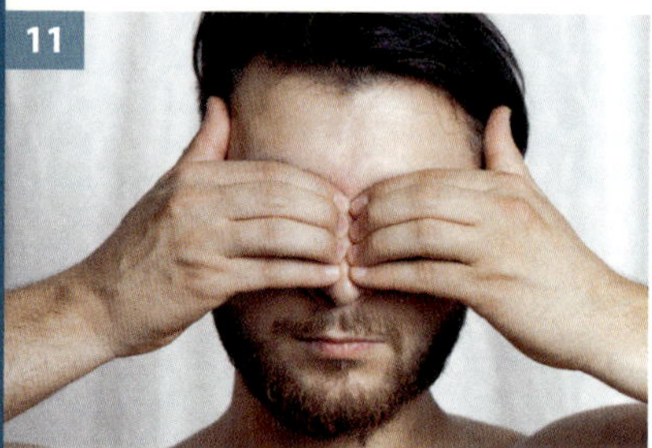

11

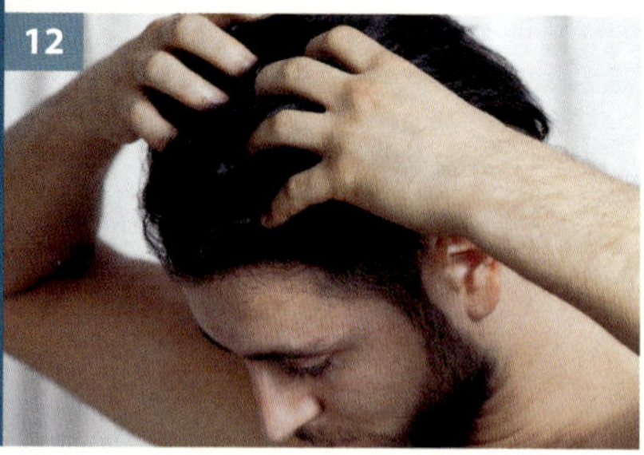

12

Abb. 9: Unterhalb der Knochenkante oberhalb des Auges entlang machen Sie sanft kleine kreisende Bewegungen von der Mitte nach außen.

Abb. 10: Jetzt melken Sie die Augenbrauen mit Zeigefinger und Daumen einige Male von innen nach außen.

Abb. 11: Legen Sie alle Fingerkuppen bis auf den Daumen auf das Nasenbein, und streichen Sie mit Druck zur Stirnmitte. Dort verteilen Sie die Finger auf die gesamte Stirnbreite und streichen diese mit mittelstarkem Druck oberhalb der Augenbrauen Richtung Ohren aus. Hier öffnen Sie die Finger, sodass kleiner und Ringfinger vor dem Ohr bleiben, und führen die Finger unterhalb des Ohres wieder zusammen. Sanft lassen Sie die Bewegung in der Schlüsselbeingrube auslaufen. Dies machen Sie mehrere Male. Variieren Sie, indem Sie das Auseinanderziehen auf der Stirn unter Druck mit kreisenden Bewegungen durchführen.

Abb. 12: Verschieben Sie die Kopfhaut mit kreisenden Bewegungen der Fingerkuppen gegen den Schädel. Dabei bewegen Sie die Kopfschwarte. Dies geschieht unter Druck, die Ohren wackeln.

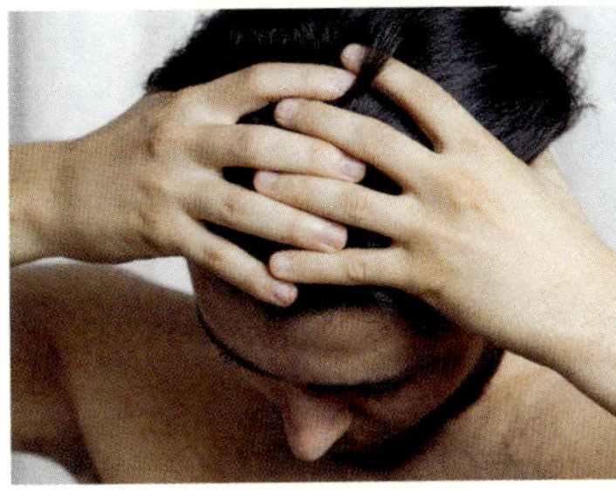

13

Abb. 13: Stellen Sie sich drei Scheitellinien vor: eine in der Mitte, die anderen beiden zwischen Haaransatz und Mittelscheitel. Diese Scheitel arbeiten Sie mit den Fingerkuppen intensiv von vorn nach hinten durch bis in den Nacken durch.

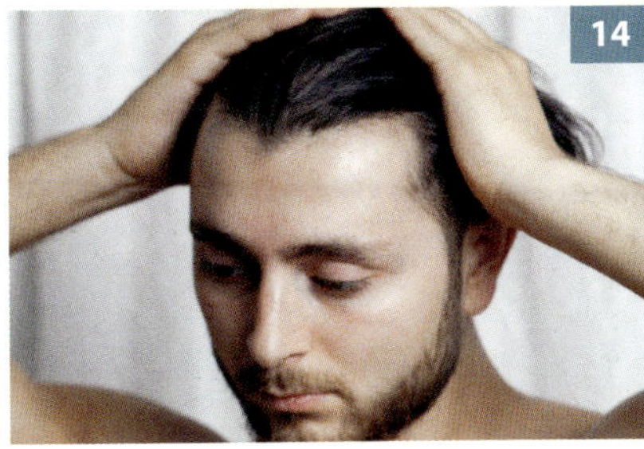

14

Abb. 14: Zum Schluss streichen Sie Ihren Kopf mit den flachen Händen vom vorderen Haaransatz bis in den Nacken durch, erst mit mehr Druck, dann vermindern Sie diesen immer weiter, bis es nur noch ein Streicheln ist.

Wenn Sie die **Massagen jemand anderem** geben, kommen folgende Griffe dazu:

2 b) Der Gutmann-Griff: Sie umfassen beide Schultern mit kräftigem Druck mit ganzen Händen, Daumen vorn und Finger hinten. Schieben Sie das Gewebe von den Schultern aus nach oben zum Ohransatz. Dann drehen Sie die Hände nach innen, die Fingerspitzen liegen jetzt unter dem Schädelansatz. Streichen Sie zur Mitte und mit Druck dicht neben der Halswirbelsäule nach unten bis zum unteren Halsansatz. Anschließend drehen Sie die Ellenbogen nach außen, und die Finger streichen entlang des oberen Schulterblattrandes kräftig in Richtung der Schulter aus. Umfassen Sie erneut die Schultern. Beginnen Sie von vorn, in Richtung des Ohransatzes arbeitend. Dabei gehen die Ellenbogen immer mit.

11 b) Wenn die Finger auf der Stirn verteilt sind, können Sie als weitere Variante bis zu den Schultern ausstreichen, dort die Hände nach unten ausrichten und weiter bis zum Ellenbogen ausstreichen.

14 b) Zum Ausstreichen am Ende der Massage ist es gut, wenn der Massierte auf einem Hocker sitzt, damit der gesamte Rücken frei ist. Sie können auch die Arme und den Rücken einbeziehen. Streichen Sie über den Kopf ab, dann zu den Schultern, die Hände drehen sich nach unten und streichen an der Vorderseite der Oberarme entlang bis zu den Ellenbogen. Dann kommen Sie auf der Rückseite der Arme wieder nach oben, zum unteren Halsansatz, und schließlich streichen Sie den ganzen Rücken entlang bis zum Gesäß aus, erst mit mehr Druck, dann vermindern Sie diesen immer weiter, bis es nur noch ein Streicheln ist.

Die Beinselbstmassage

Ich betrachte die Azidose-Massagen als Körpermeditation und einen Ausdruck gesunder Eigenliebe. Es ist ein wunderbares Gefühl, sich selbst auf diese Art zu begreifen, sich kennen- und schätzen zu lernen. Natürlich ist es schön, von jemand anderem massiert zu werden. Aber die Erfahrung, darauf nicht angewiesen zu sein, sondern sich selbst so viel Gutes tun zu können, sein Wohl in den eigenen Händen zu halten, ist bereichernd.

Renate Collier erzählte uns, dass sie eine Frau jenseits der 80 kenne, die sich jeden Tag beide Beine massiere – sie habe Beine wie Marlene Dietrich. Wir können tatsächlich wie ein Bildhauer an unserem Körper meißeln und dabei unschöne Säurepolster wegmassieren. Wichtig ist, dass die Massage immer in Richtung des venösen Blut- und Lymphstroms erfolgt, also herzwärts. Auch die Füße haben eine Massage verdient. Wussten Sie, dass uns unsere Füße in einem Durchschnittsleben rund 160 000 Kilometer weit tragen, also etwa viermal um die Erde?

Beginnen Sie mit der Beinmassage erst nach drei bis vier Rückenmassagen, damit die Stoffe, die dabei gelöst werden, auch wirklich abfließen können. Die Beinmassage sorgt für einen schnellen Abbau von Verschlackung und Übersäuerung in den Beinen. Auch die Durchblutung wird angeregt, und sogar Krampfadern können sich verbessern.

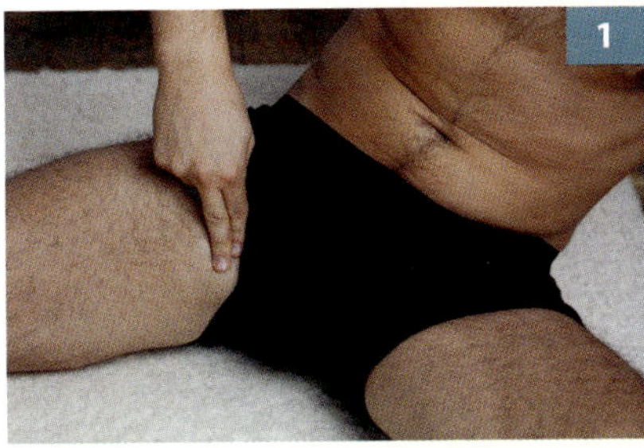

Abb. 1: Die Beinmassage erfolgt immer kopfwärts. Entweder setzen Sie sich auf den Boden, eine Flasche mit Massageöl in Greifweite, oder Sie stellen im Stehen den Fuß des Beins, das Sie massieren wollen, auf einen Hocker. Beginnen Sie mit dem rechten Bein. Streichen Sie leicht die Lymphknoten in der Schenkelbeuge aus, mit leichten kreisenden Bewegungen entlang der Leistenbeuge. Dabei wird nur die Hand verschoben.

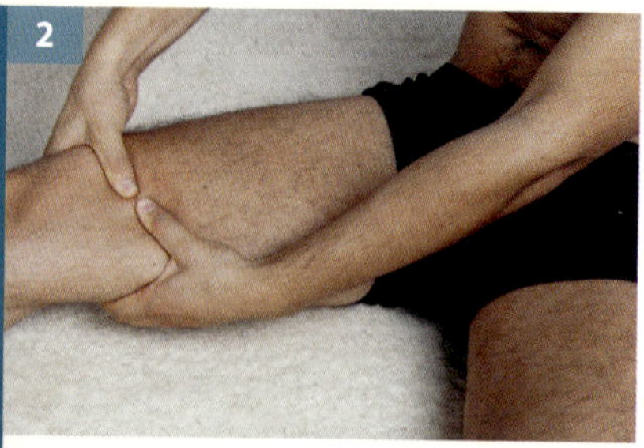

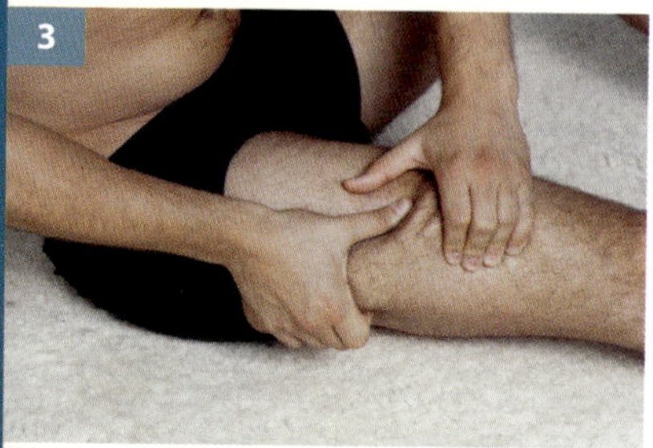

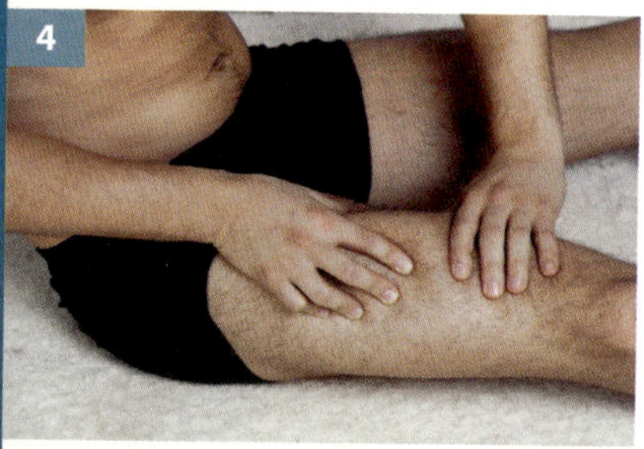

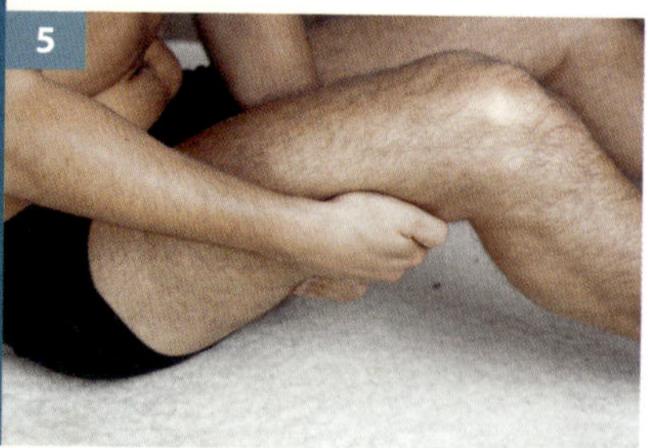

Oberschenkel

Abb. 2: Umfassen Sie mit beiden Händen den Oberschenkel oberhalb des Knies, und verschieben Sie beide Hände mit Druck nach oben. Dabei bildet sich vor den Händen eine Hautfalte wie die Welle vorm Bug eines Schiffes. Streichen Sie mit diesem Griff die Lymph- und Blutflüssigkeit im Oberschenkel 3–4 Mal Richtung Leiste aus.

Abb. 3: Kneten Sie mit Wechselgriff an der Außenseite des Oberschenkels vom Knie aus Richtung Leiste 8–10 Mal kräftig das Gewebe durch, sodass sich eine wellenförmige Linie entlang der Massagebahn bildet. Dasselbe machen Sie anschließend an der Innenseite des Oberschenkels.

Abb. 4: Massieren Sie die Vorderseite des Beines, oberhalb der Kniescheibe beginnend, bis zur Leiste 8–10 Mal.

Abb. 5: Die Rückseite des Oberschenkels massieren Sie entweder mit dem Wechselgriff – dabei drehen Sie den Oberschenkel weit nach außen –, oder Sie umgreifen von rechts und links jeweils mit der gesamten Hand die Hinterseite des Oberschenkels und kneten das Gewebe mindestens 8–10 Mal vom Knie zum Gesäß kräftig durch.

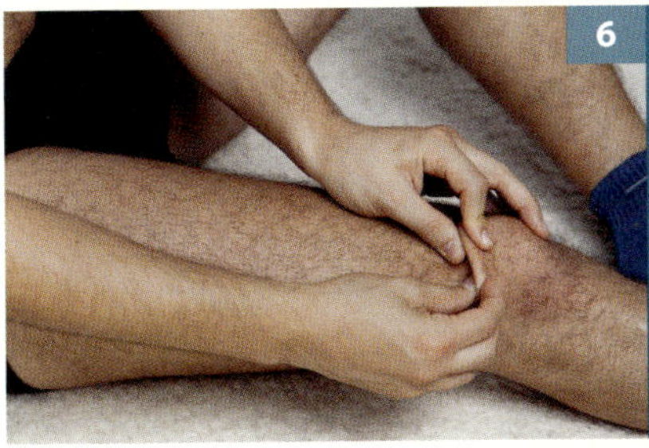

Abb. 6: Kneten Sie die Haut um die Kniescheibe herum einige Male durch.

Unterschenkel

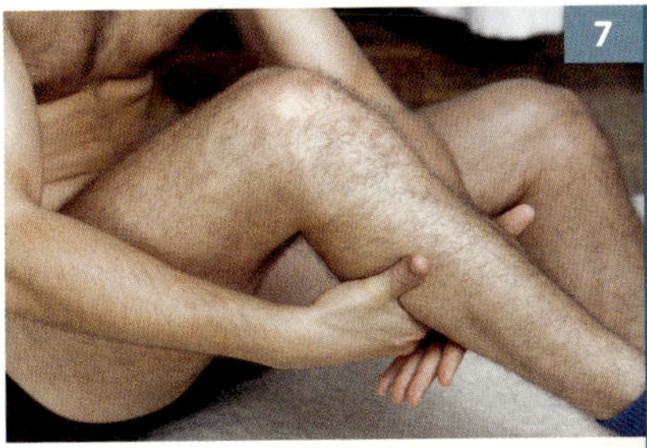

Abb. 7: Legen Sie die vier Finger beider Hände zusammen, die Daumen sind abgespreizt. Mit der oberen Kante, die durch die beiden Zeigefinger gebildet wird, streichen Sie die Wadenmuskulatur 8–10 Mal fest von der Ferse bis zum Knie aus. An beiden Seiten entsteht dabei ein Muskelwulst.

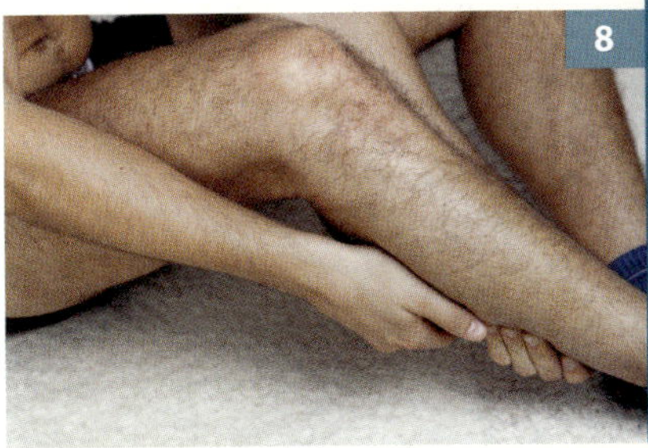

Abb. 8: Mit beiden Händen umfassen Sie jetzt von links und von rechts oberhalb der Ferse die Wadenmuskulatur und drücken wechselweise die Wade kräftig zusammen. Dabei legen Sie nach jedem Druck die untere Hand vor die obere, bis Sie die Kniekehle erreichen. Wiederholen Sie das 6–10 Mal.

9

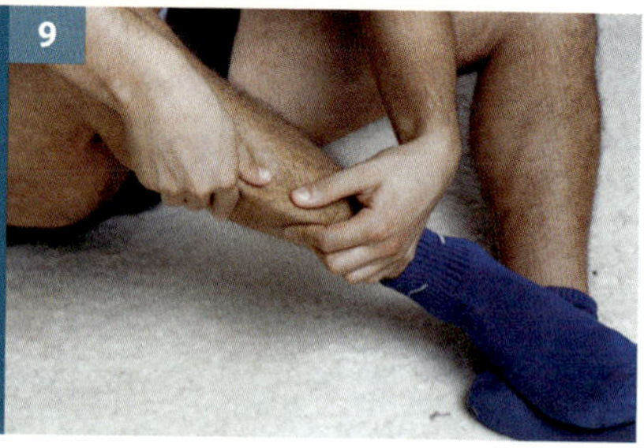

Abb. 9: Massieren Sie die beiden Wülste neben dem Schienbein mit den Fingern im Wechselgriff von unten nach oben 6–10 Mal. Besondere Aufmerksamkeit widmen Sie der Innen- und der Außenseite des Kniegelenks, wenn sich dort verstärkt Polster gebildet haben.

Anschließend wiederholen Sie die gesamte Oberschenkelmassage, aber jeden Griff nur noch 4 Mal. Dann wiederholen Sie auch die Massage des Unterschenkels, jedoch nur den 1. und 2. Griff (Abb. 7 und 8) je 4 Mal.

Füße

10

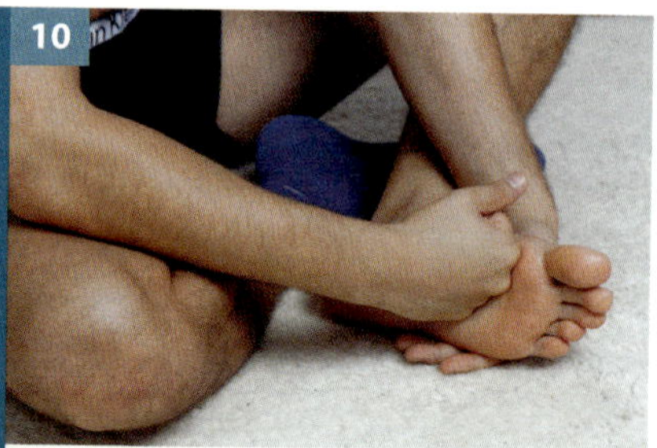

Abb. 10: Ballen Sie die Hand zur Faust, und streichen Sie mit der Außenkante kräftig die gegenüberliegende Fußsohle 1 Mal von den Zehen zur Ferse aus.

11

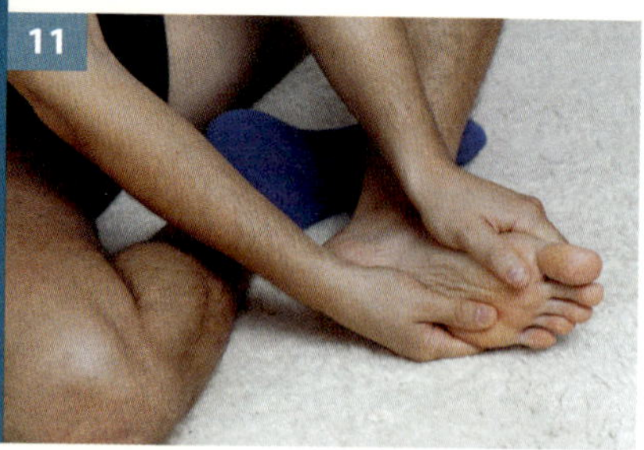

Abb. 11: Jetzt kneten Sie die Groß- und Kleinzehenballen mit Wechselgriffen 4–6 Mal kräftig zwischen den Fingern zur Ferse hin.

Abb. 12: Stellen Sie den Fuß auf. Mit zwei Fingern streichen Sie in den Furchen zwischen den Sehnen des Fußrückens 4–6 Mal jede Zehe zum Zehenansatz hin aus.

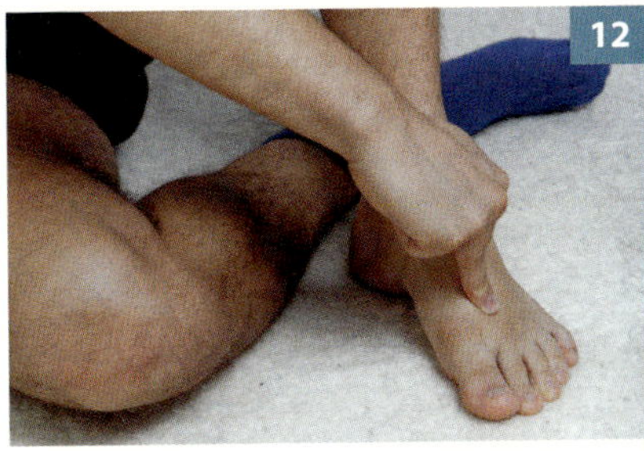
12

Abb. 13: Über den Sehnen fassen Sie die Fußwurzelknochen und verschieben sie 4–6 Mal pro Zehe kräftig gegeneinander, herauf und hinunter, von der Fußsohle zum Fußrücken.

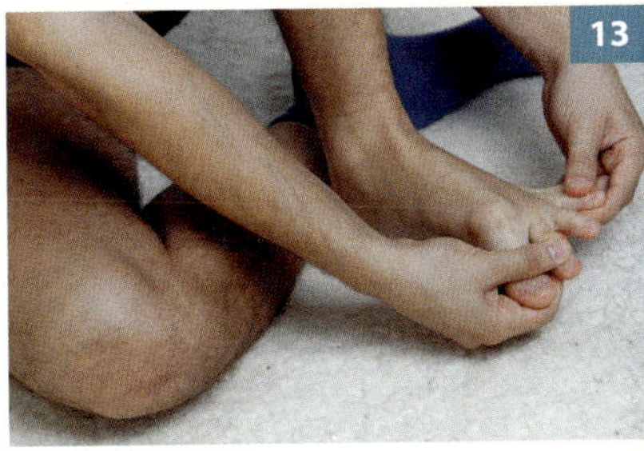
13

Abb. 14: Hammerzehengriff: Fassen Sie mit beiden Händen und allen Fingern unter den vorderen Zehenballen, und drücken Sie diesen 6–8 Mal nach oben. Dabei streichen beide Daumenballen, von der Mitte des Fußrückens aus, seitlich über die Großzehen- und Kleinzehenballen nach unten.

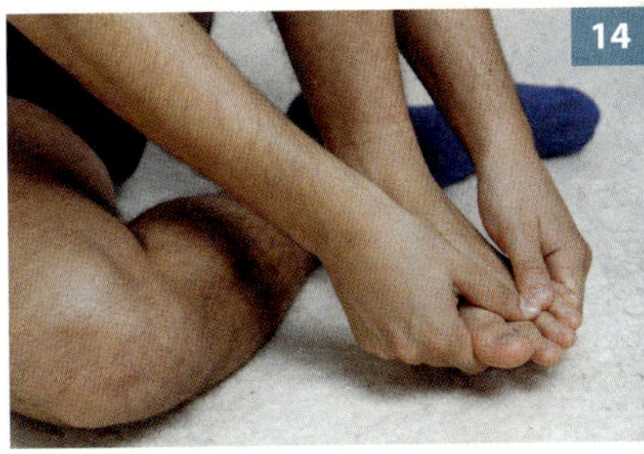
14

Abb. 15: Knacks-Griff: Fixieren Sie mit dem Mittelfinger der linken Hand von unten das Grundgelenk jeder Zehe am rechten Fuß. Währenddessen drückt der Daumen der linken Hand jede Zehe 2–3 Mal von oben nach unten. Fixieren Sie mit dem Mittelfinger der rechten Hand von unten das Grundgelenk jeder Zehe des linken Fußes, während der Daumen

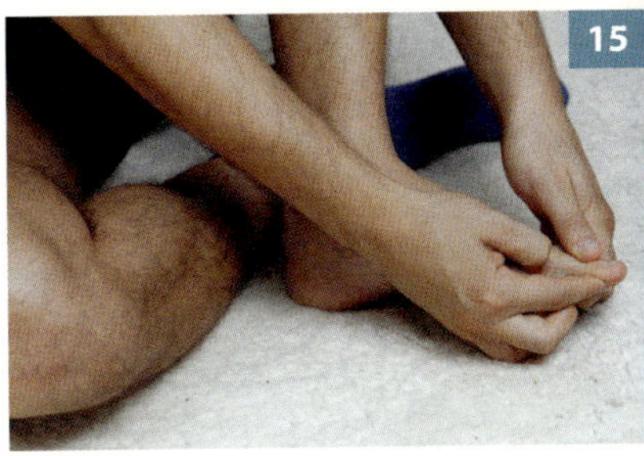
15

jede Zehe 2–3 Mal von oben nach unten drückt. Dadurch wird das Gewebe am oberen Zehenansatz gedehnt.

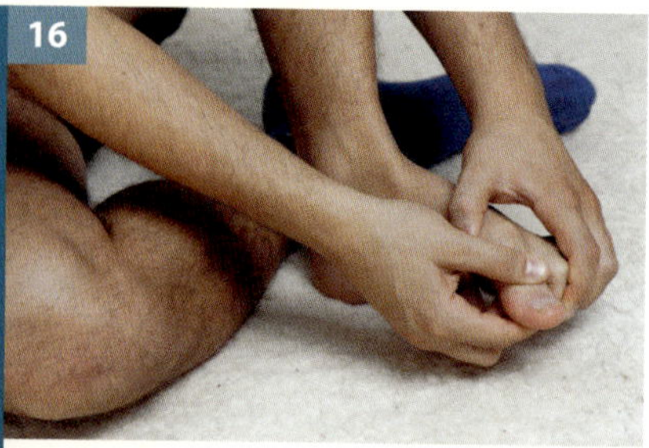

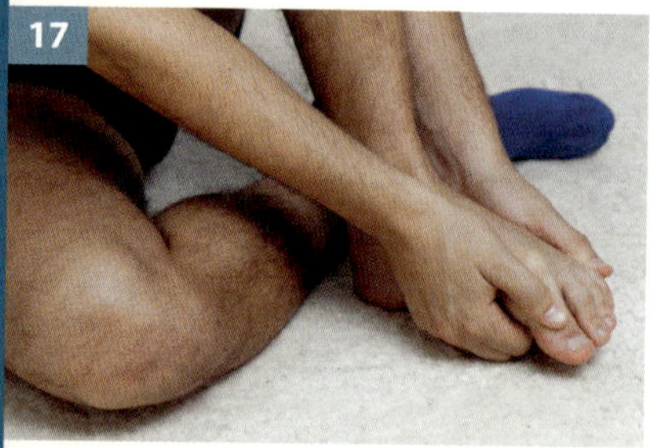

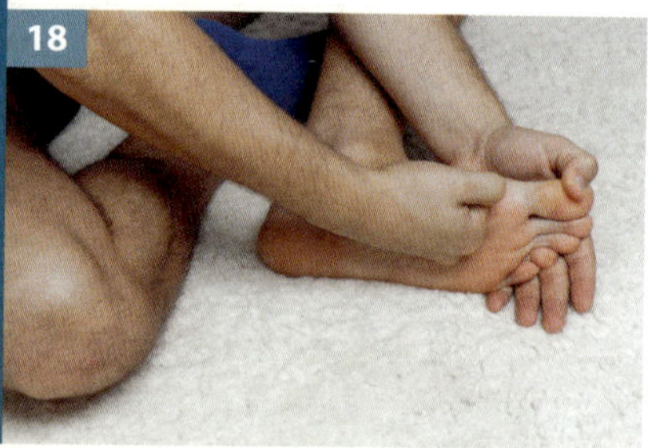

Abb. 16: Fassen Sie jede Zehe einzeln mit Daumen und Zeigefinger, und lassen Sie sie 4–5 Mal in jeder Richtung um ihr Grundgelenk kreisen.

Abb. 17: Nehmen Sie den Vorderfuß in die Hand, indem Sie den Daumen auf den Fußrücken und die Finger auf die Fußsohle legen. Kneten Sie den Fuß einschließlich der Ferse kräftig durch.

Abb. 18: Zuletzt streichen Sie mit der gegenüberliegenden Faust mehrere Male die Fußsohle von den Zehen zur Ferse aus.

Im Anschluss geht es die Beine wieder aufwärts. Wiederholen Sie die Massagegriffe für den Unterschenkel einige Male, dann die für den Oberschenkel. Zum Schluss streichen Sie die Oberschenkel aus und machen kleine sanfte Kreise in der Schenkelbeuge wie zu Beginn der Massage.

Führen Sie die gesamte Massageanleitung zunächst für das rechte Bein, anschließend für das linke Bein durch.

Die Rückenselbstmassage

Im Prinzip massieren Sie alle Körperteile bei sich selbst, an die Sie gut herankommen. Wir beschäftigen uns jetzt mit Rücken, Gesäß und Oberarmen.

Im Sitzen

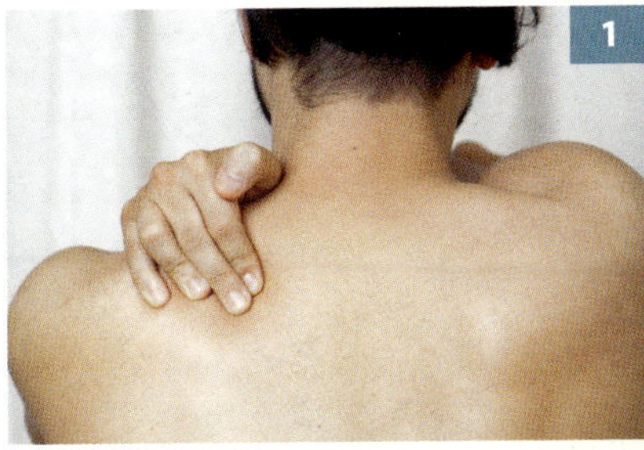
1

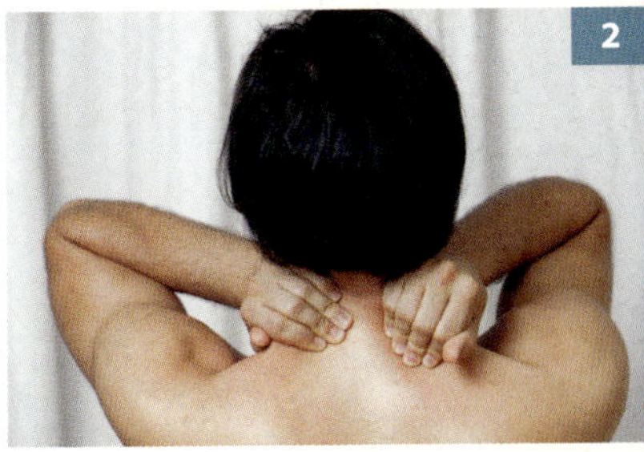
2

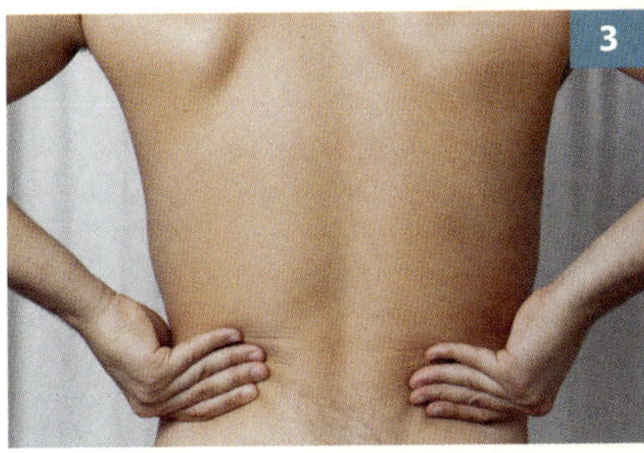
3

Abb. 1: Massieren Sie auf Höhe des siebten Brustwirbels oder Prominens (dem hervorstehenden Wirbel) kräftig die Nackenpartie von hinten nach vorn Richtung Schlüsselbeingrube. Damit lösen Sie Verfestigungen neben der Halswirbelsäule und machen die Bahn frei für den Hauptlymphabfluss über den Nacken in den Milchbrustgang Richtung Bauchraum (»Lymphsee«). Die Hände wandern seitlich der Halswirbelsäule nach unten und verfolgen den Trapezmuskel bis zum Schultergelenk.

Abb. 2: Ziehen Sie mit dem Rollgriff beidseitig von der Wirbelsäule aus das Gewebe von innen nach außen nach vorn. Dazu nehmen Sie Gewebe zwischen die Finger und lassen diese Rolle nach außen auslaufen.

Abb. 3: Greifen Sie mit beiden Händen rechts und links neben der Lendenwirbelsäule oberhalb der Taille Hautfalten, und rollen Sie sie nach vorn aus, bis sie auslaufen. Parallel zur Wirbelsäule wandern Sie mit diesem Griff nach oben. Dies aktiviert die Lymphe, löst Säuren aus dem Bindegewebe und hat eine harmonisierende Wirkung auf den Darm.

Über dem Kreuzbein legen Sie die Zeigefingerkanten Ihrer Hände übereinander. Mit diesem Sägegriff verschieben Sie das Gewebe schnell gegeneinander, sodass sich die Stelle erwärmt. Dieser Griff durchflutet das ganze Becken mit angenehmer Wärme.

Im Liegen

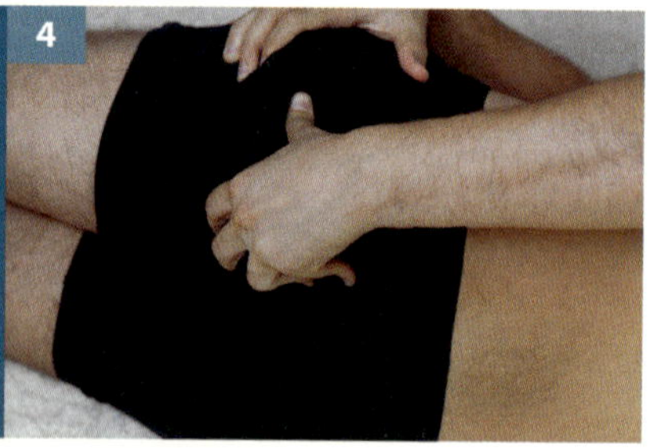

Abb. 4: Legen Sie sich auf die rechte Körperseite, und massieren Sie abwechselnd mit dem Wechselgriff und dem Schnörkelgriff die linke Gesäßhälfte mit Druck. Dann legen Sie sich auf die linke Seite und machen dasselbe mit der rechten Gesäßhälfte.

Wieder im Sitzen

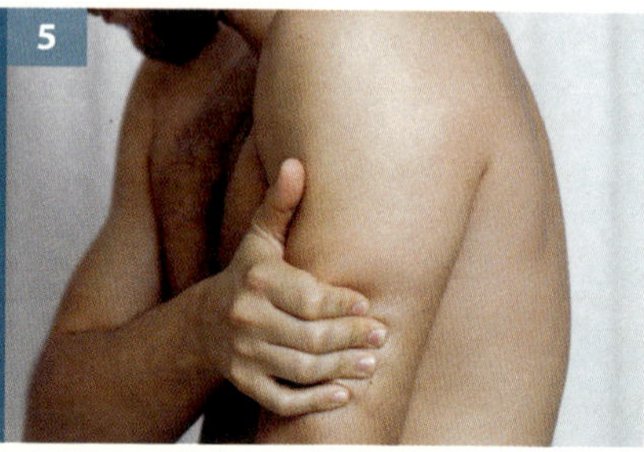

Abb. 5: Mit der rechten Hand umfassen Sie den linken Oberarm und kneten die Oberarmmuskulatur kräftig vom Ellenbogen bis zur Schulter durch. Massieren Sie die Muskulatur sowohl innen als auch außen. Dann wechseln Sie Arm und Hand.

Abb. 6: Mit dem Daumen vorn und den anderen Fingern hinten streichen Sie Unter- und Oberseite der Arme von unten nach oben fest aus.

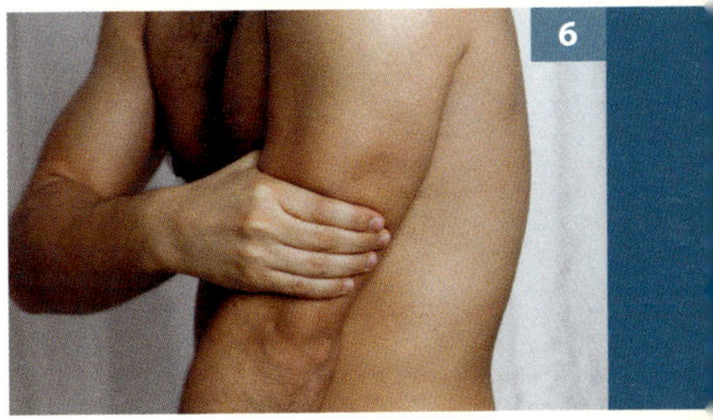

Jetzt wiederholen Sie den ersten Griff und massieren noch einmal kräftig die Nackenmuskulatur von hinten nach vorn.

Die Rückenmassage bei anderen

Es gibt viele Therapieansätze für die Wiederherstellung des Säure-Basen-Haushaltes. Was die Azidose-Therapie nach Renate Collier von allen anderen unterscheidet, ist die Massage des Unterhautbindegewebes mit einer bestimmten Kombination und Intensität von Griffen. Damit wird es möglich, Säuren und andere Schlacken direkt aus dem Gewebe, wo der Körper sie deponiert hat, zu lösen und auszuscheiden. Durch die Verbesserung der Gewebedurchblutung wird auch der Transport von Basen zu den Säuredepots verbessert, außerdem wird der Lymphabstrom aktiviert. Durch die Rückenmassage können Schmerzen an der Lendenwirbelsäule und bei Weichteilrheumatismus verschwinden. Der Säureabfluss bei Schulter- und Hüftgelenksarthrosen wird beschleunigt. Durch den *cutaneo-viscelaren Reflex* wird die Normalisierung der Darmperistaltik unterstützt. Hautkrankheiten wie Akne und Ekzeme sowie alte, entzündliche Lungenherde können abheilen.

Die Rückenmassage kann nicht als Selbstmassage angewandt werden. Wenn Sie sie aber beherrschen, können Sie sie auch anderen beibringen, die sie dann bei Ihnen vornehmen können. Ideal ist es, wenn Sie sich diese Massagen auf einem Azidose-Massageseminar oder während einer Azidose-Kur nach Renate Collier beibringen lassen.[44]

Das Prinzip ist jedoch einfach: Man greift eine Falte aus Haut und Unterhautbindegewebe und hebt sie leicht an. Die entstehende Welle bewegt man zwischen den Fingern weiter und streicht sie aus. Dadurch bearbeitet man gezielt das Unterhautbindegewebe, die Durchblutung wird angeregt, und azidotische Verhärtungen werden gelöst und zur Ausscheidung gebracht.

Wir benutzen nur wenig Massageöl, sonst kommen wir nicht in die Tiefe. Die Körperteile, die gerade nicht massiert werden, sollten zugedeckt werden. Wenn wir z. B. am Gesäß arbeiten, legen wir eine Decke auf den Rücken. Der Griff sollte nicht als zu schmerzhaft empfunden werden, ein bisschen darf er aber wehtun, um zu wirken. Man spricht von »Heilschmerz«. Sie werden aber bemerken, dass die Massage bei häufigerer Wiederholung jedes Mal weniger unangenehm ist, weil ein Teil der Säuren bereits ausgeschieden wurde. Nach der Massage ist der Urin meist sehr sauer, dann war die Massage erfolgreich.

Vor und nach der Massage sollte der Massierte ein Glas Basentrunk, stilles Mineralwasser oder Kräutertee trinken. Im Bindegewebe des Rückens sind oft massiv Säuren gespeichert. Die Azidose-Massage des Rückens ist daher die wirkungsvollste Möglichkeit, Ablagerungen zu mobilisieren.

---

44 Adressen von Kur- und Seminarleitern finden Sie im Adressteil auf S. 152.

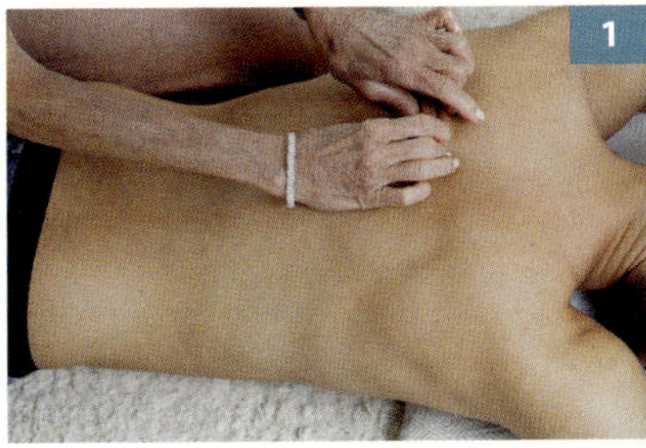
1

Abb. 1: Packen Sie auf Lendenhöhe beidseits der Wirbelsäule eine Hautfalte, und schieben Sie diese rollende Hautfalte mit den Daumen von der Lenden- bis zur Halswirbelsäule hinauf. Diesen Griff nennt man auch »Diagnosegriff« oder »Rollgriff«.

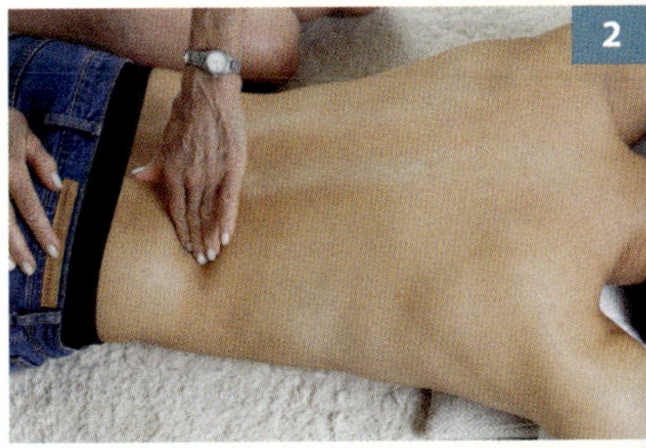
2

Abb. 2: Das Gewebe am oberen Beckenkamm arbeiten Sie mit kräftigen Rollgriffen von der Mitte nach außen hin durch. Eventuell drücken Sie mit dem Daumenknöchel ins Gewebe hinein, sowohl auf- als auch abwärts. Arbeiten Sie dabei immer beidseitig, und streichen Sie das Gewebe anschließend aus.

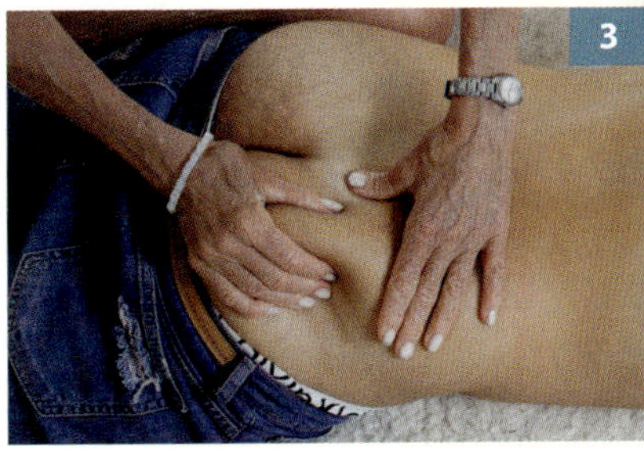
3

Abb. 3: Abwechselnd mit dem Wechsel- und dem Schnörkelgriff kneten Sie die gesamte Gesäßmuskulatur kräftig durch, als ob Sie einen Brotteig walken. Für den »Schnörkelgriff« machen Sie mit der rechten Hand eine Kreisbewegung entgegen dem Uhrzeigersinn, bevor Sie eine Hautfalte greifen. Dann »wringen« Sie das Gewebe aus, rechts, links, rechts, links usw., ohne loszulassen.

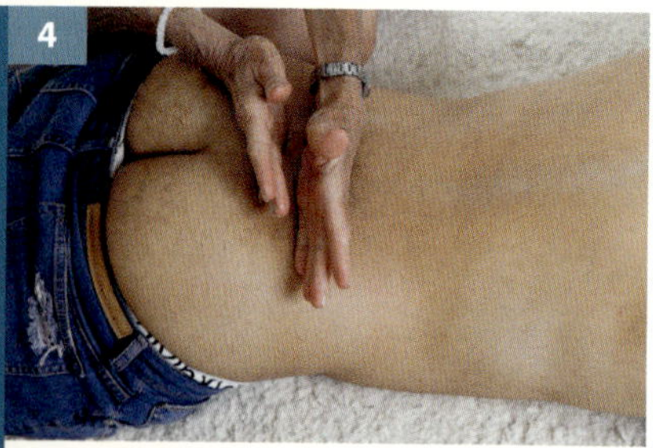

Abb. 4: Das »Hormondreieck« oberhalb des Steißbeins arbeiten Sie kräftig mit dem Sägegriff durch, sodass das Gewebe gut durchblutet wird. Es wird dabei angenehm warm.

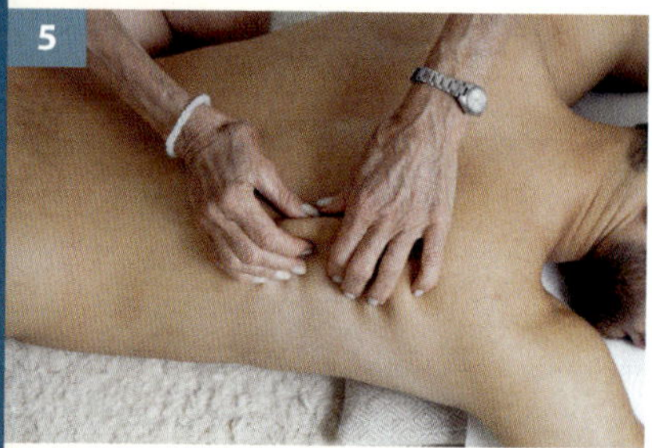

Abb. 5: Mit Schnörkelgriffen arbeiten Sie beide Seiten des Rückens schräg nach außen Richtung Achselhöhlen kräftig durch, bis das ganze Gewebe gut durchblutet und erwärmt ist. Dabei ergreifen Sie mit beiden Daumen und den Fingerkuppen eine große Hautfalte und lassen sie mit Druck, aber ohne zu kneifen, seitwärts zu den Flanken ausrollen. Konzentrieren Sie den Druck nicht auf den Brustkorb, sondern auf die Falten.

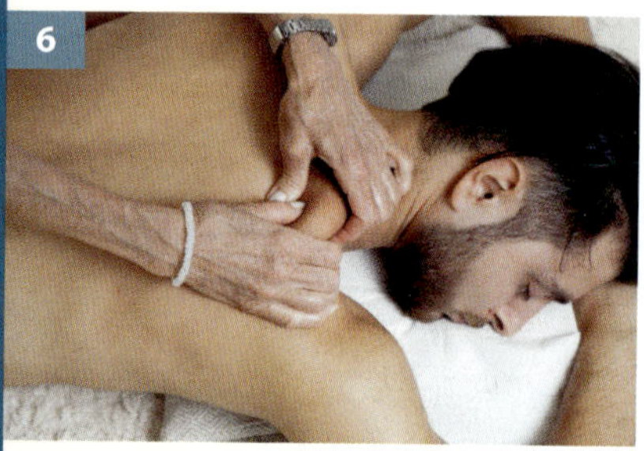

Abb. 6: In der Höhe des siebten Brustwirbels (des hervorstehenden Prominens) massieren Sie kräftig die Nackengegend und die gesamte Nackenpartie bis zu den Schultern durch.

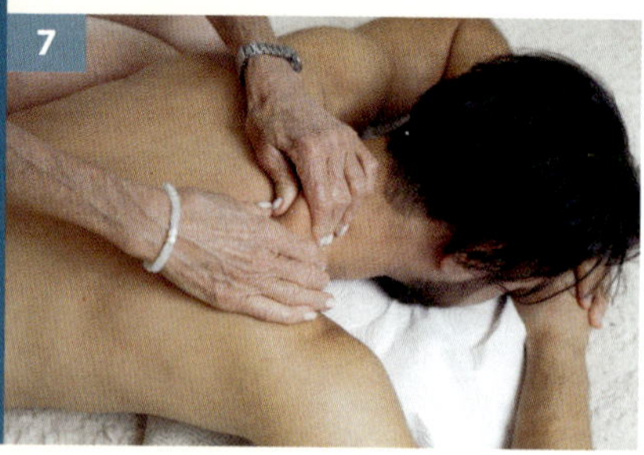

Abb. 7: Der Behandelte legt seine Stirn auf die Hände und macht seinen Nacken lang. Sie kneten die seitliche Halsmuskulatur – vom Kopfansatz bis zu den Schultern – im Wechselgriff durch. Dabei verfolgen Sie den Trapezmuskel bis zum Schultergelenk.

Abb. 8 und 9: Bedecken Sie den Rücken des Behandelten, und umgreifen Sie mit beiden Händen den Oberarm. Kneten Sie die Oberarmmuskulatur kräftig durch, immer vom Ellenbogen in Richtung Halsansatz bis zum Schultergelenk. Die innere und äußere Muskulatur wird gleichmäßig fest massiert. Streichen Sie das Gewebe mit Druck nach oben aus. »Brennnesselgriff«: Umfassen Sie mit beiden Händen den Oberarm, und verschieben Sie die Hände mit Druck gegeneinander, als wollten Sie einen Lappen auswringen.

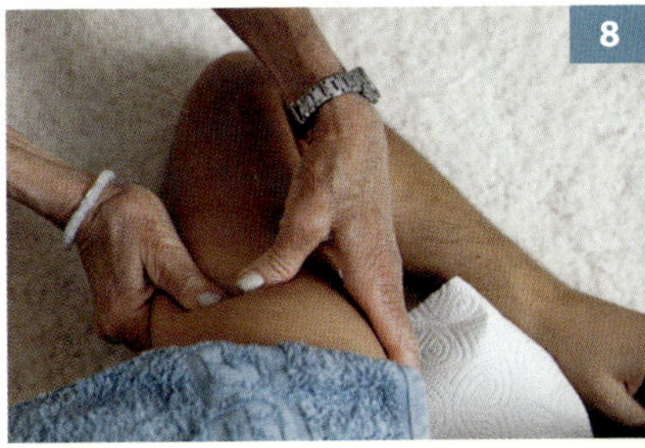

8

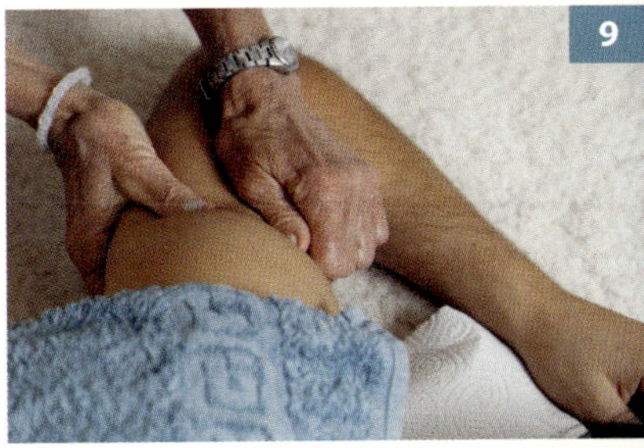

9

Abb. 10: »Die Kurzen«: Von der Wirbelsäule aus führen Sie kräftige schräge Rollgriffe (»Gräte«) aus. Bearbeiten Sie zunächst beide Seiten einzeln. Der Druck wird dabei gegen die Rolle ausgeübt, um das Gewebe gründlich zu verschieben. Zum Schluss arbeiten Sie gleichzeitig mit beiden Händen nach rechts und links.

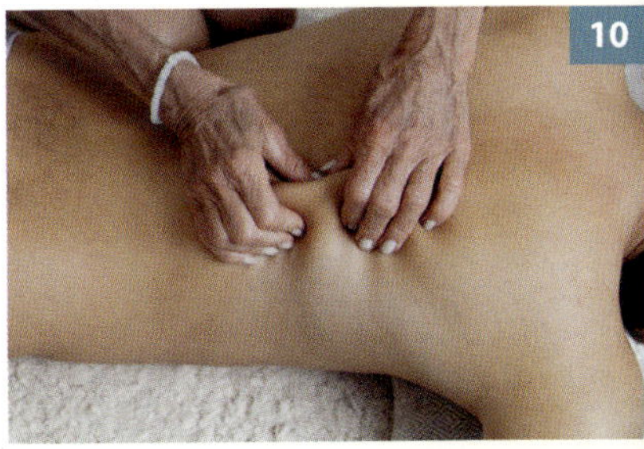

10

Abb. 11: Sie regen jetzt die Durchblutung der Nervenwurzeln an. Dazu schieben Sie mit dem Zeige- und dem Mittelfinger das Gewebe zwischen den Dornfortsätzen der Wirbelsäule einfühlsam vor und zurück und gleiten weiter,

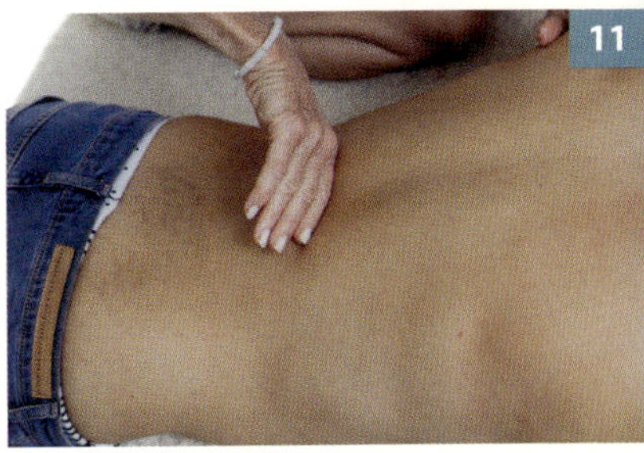

11

bis eine Erwärmung eintritt. Sie arbeiten von unten nach oben und wieder zurück.

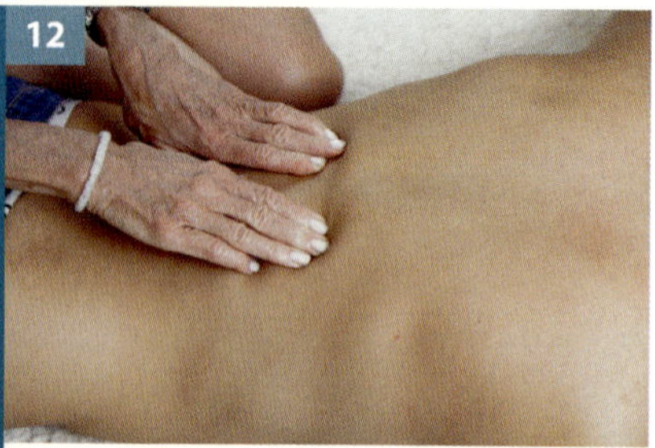

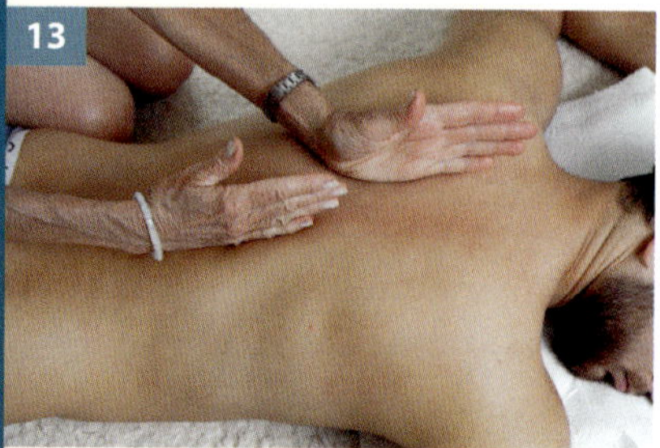

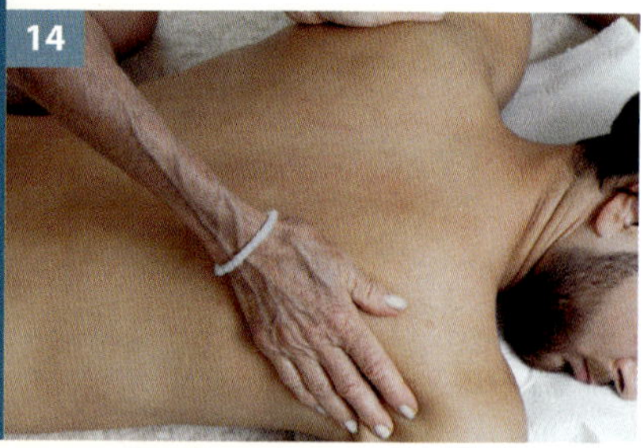

Abb. 12: »Herzchen«: Mit den Fingerkuppen der Zeige-, Mittel- und Ringfinger führen Sie neben der Wirbelsäule kräftige kreisende Bewegungen aus, die das Gewebe in Richtung der Kreise verschieben und gleichzeitig Druck in die Tiefe ausüben. Zuerst arbeiten Sie von unten nach oben, dann vom Halsansatz an abwärts. In Richtung des Hauptdrucks arbeiten Sie immer von unten nach oben.

Abb. 13: Jetzt legen Sie die Kleinfingerkanten dicht neben der Wirbelsäule auf und »sägen« das Gewebe kräftig von oben nach unten, bis es gut durchblutet und warm ist.

Abb. 14: Abschluss: Sie streichen am hinteren Kopfansatz beginnend mit ganzen Händen und mit mäßigem Druck zur Schulter und weiter bis zum Ellenbogen hinunter, dann am hinteren Oberarm zurück wieder zum unteren Halsansatz. Dann streichen Sie neben der Wirbelsäule entlang mit anschmiegsamen Händen über das Gesäß bis zum Oberschenkelansatz, gern auch bis zu den Fußsohlen, mit tastendem, aber festem Griff. Wiederholen Sie dies einige Male, wobei der Druck der Hände immer geringer wird, bis es zuletzt nur noch ein sanftes Streicheln ist.

Decken Sie den Massierten zu, bleiben Sie bei ihm, und seien Sie eine Weile still, um die Massage nachklingen zu lassen.

DIE ROLLE DER BEWEGUNG IN DER AZIDOSE-THERAPIE

Bewegung ist Leben, Stillstand der Tod. Durch Bewegen wird Starres in Fluss gebracht. Wir sind von Natur aus Lauftiere, von der Evolution auf körperliche Aktivität geeicht. Unsere Vorfahren in der Steinzeit legten täglich eine Strecke von 20 bis 30 Kilometern zurück, das entspricht der Distanz eines Halbmarathons.

»›IM SCHWEISSE DEINES ANGESICHTS SOLLST DU DEIN BROT ESSEN.‹ DIES IST EIN SEGEN UND KEIN FLUCH!«
(Renate Collier)

Wer eine Azidose-Kur mit Darmreinigung durchführt, zu Hause oder in einer Klinik, wird sich infolge der Entgiftung anfangs vielleicht eher schlapp und müde fühlen. Giftstoffe werden freigesetzt und wollen ausgeschieden werden. Solange sie im Körper sind, kann es zu schlechter Laune oder Stimmungsschwankungen kommen, besonders bei Fastenkuren. Sogenannte Fastenkrisen kommen erfahrungsgemäß vor allem am fünften und sechsten Tag sowie vom zehnten bis zum zwölften Tag einer Kur vor. Doch auch und gerade, wenn man sich schlapp fühlt, ist es wichtig, sich täglich zu bewegen und sich keinesfalls im Bett zu verkriechen. Durch Bewegung wird man Säuren und Schlacken los und tut etwas Gutes für den Darm – übrigens auch, wenn man nicht kurt oder fastet.

Jeden Tag während einer Azidose-Kur empfehlen sich Bürstenmassagen – immer zum Herzen hin –, um die Hautdurchblutung und damit die Ausscheidung über die Haut anzuregen. Nach dem Duschen kann man einfache Yogaübungen machen wie die »Fünf Tibeter«, die man sich leicht selbst beibringen kann. Täglich ist ein flotter Spaziergang gut, auch »Power-Walking« genannt, bei dem man die Arme weit mitschwingen lässt und große Schritte macht. Wer mag, kann auch joggen, wandern, schwimmen, Rad fahren ... Tun Sie einfach das, was Ihnen Freude bereitet. Steigern Sie sich, aber hüten Sie sich gerade während einer Kur, Rekorde aufstellen zu wollen. Hören Sie einfach auf Ihren Körper, nehmen Sie seine Bedürfnisse wahr, und überfordern Sie sich nicht, sondern gönnen Sie sich Pausen, wenn Sie Müdigkeit und Erschöpfung verspüren.

Bei körperlicher Aktivität steigt die Menge an Kohlendioxid, die wir über die Lunge ausscheiden, auf bis zu 600 Liter pro Tag. Das ist doppelt so viel wie bei einer vorrangig sitzenden Lebensweise. John van Limburg Stirum weist darauf hin, »dass durch den Schweiß keine Basen verloren gehen. Schweiß muss im Gegenteil bei einer Muskelarbeit erst recht der Entsäuerung dienen.«[45] Durch das Schwitzen beim Sport werden keine Pufferelemente wie Bikarbonat ausgeschieden, sondern Säuren wie Laktat, Sulfat oder Chlorid.

45 Limburg Stirum, J. v.: Moderne Säure-Basen-Medizin. Stuttgart: Hippokrates 2008. S. 48 f.

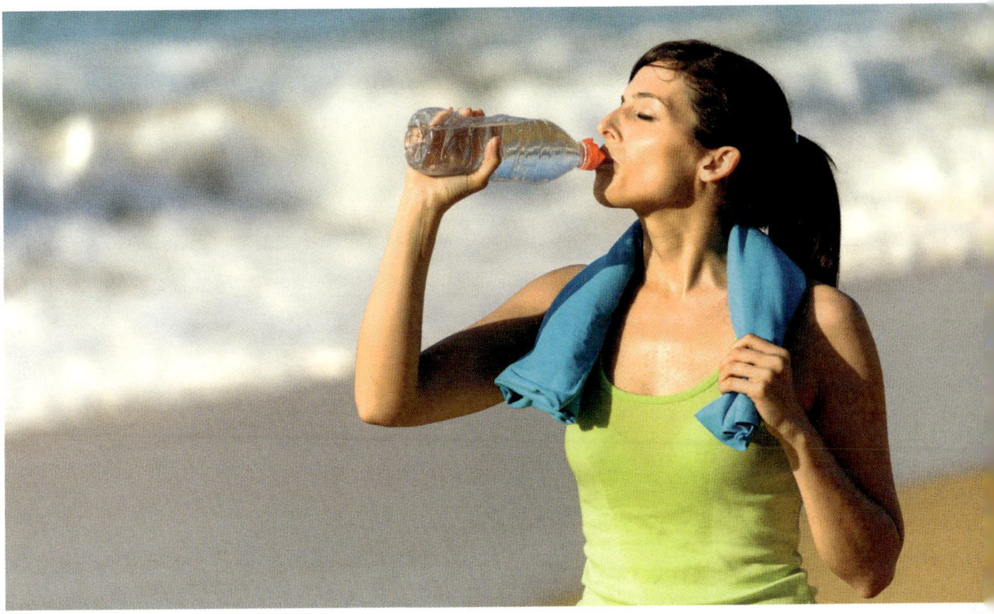

Ich habe in der dritten und vierten Woche einer 28-Tage-Fastenkur einen solchen Bewegungsdrang verspürt, dass ich auf Sylt bei Windstärke sechs auf dem Deich gegen den Wind Rad gefahren bin, im Stehen, weil ich nur so vorankam. Ich war so euphorisch dabei, dass ich dem Sturm lachend alle Lieder entgegenschmetterte, die mir einfielen.

Eine andere Möglichkeit, den neu erwachten Bewegungsdrang zu befriedigen, besteht darin, sich selbst und andere zu massieren.

Während einer Azidose-, Darmreinigungs- und Fastenkur sollte man sich relativ häufig massieren oder am besten massieren lassen. Bei der Selbstmassage kommt man nicht überall gut hin, z. B. entlang der Wirbelsäule im Brustwirbelbereich.

In den ersten zwei Wochen ist jeden zweiten Tag eine Ganzkörpermassage zu empfehlen, in der dritten und vierten Woche zweimal die Woche und in der fünften, sechsten und siebten Woche je einmal. Die Bauchselbstmassage können Sie sich gern täglich selbst geben. Ideal ist es, einen in der Azidose-Therapie ausgebildeten Masseur zu finden, aber auch ein medizinischer Masseur mit herkömmlicher Ausbildung kann durch seine lange Erfahrung härtere Stellen, die auf übersäuerte Stoffwechselschlacken hinweisen, aufspüren und beseitigen. Anfängliche Schmerzen zeigen, wie notwendig die Massage ist, und sie verschwinden nach und nach, wenn verhärtetes Gewebe durchlässiger, weicher und geschmeidiger wird.

»DEN KÖRPER BEI GUTER GESUNDHEIT ZU ERHALTEN, IST EINE PFLICHT, SONST SIND WIR NICHT FÄHIG, DEN GEIST FEST UND KLAR ZU HALTEN.«
(Siddhartha Gautama)

Die Azidose-Therapie-Pionierin Renate Collier untersuchte den Darm von Marathonläufern. Sie stellte fest, dass er fast immer erstaunlich gesund war, und das bei oft nicht optimaler Ernährung. Ihre Erklärung: Aufgrund der Massage der Bauchdecke durch das Auf und Ab des Laufens und auch durch die optimale Anregung des Stoffwechsels und der Entgiftung bleibt der Darm gesund. Daher betonte Renate Collier immer, dass die beste Massage immer noch die aktive, von den Muskeln selbst geleistete ist. »Sich täglich zwei Stunden aktiv zu bewegen, ist die natürlichste Massage des Körpers.« In ihrer Schrift »Abplanalp« schreibt Renate Collier: »Vernachlässigung der Muskeltätigkeit wird auf die Dauer zur Schwächung und Entartung und zum Verfall des Körpers führen. Das Muskelsystem ist das Zentrum, von dem die richtige Funktion aller inneren Organe abhängt, also Herz, Lungen, Leber, Nieren, Darm.«

Über den »künstlichen« Schweiß, wie er beim Saunieren produziert wird, finde keine Ausscheidung von Fett und Toxinen statt, sondern nur durch »echten« Schweiß, der durch eigene muskuläre Anstrengung erzeugt wird. Ausschließlich Bewegung beschleunigt den Stoffwechsel ausreichend und transportiert in notwendigem Maße Schlacken und Säuren ab, die beim Zellstoffwechsel entstanden sind. »Eine gesunde Schweißabsonderung hat zur Folge, dass Schlacken, z.B. anorganische Aschen, Toxine und Fette, beseitigt werden.« Durch mehr Sauerstoff im Blut infolge körperlicher Anstrengung werden alle Ausscheidungsfunktionen optimiert. Bewegung ist daher eine der Säulen der Azidose-Therapie und die beste Gesundheitsprophylaxe.

WARUM ENTSPANNUNG UND SCHLAF SO WICHTIG SIND

Renate Collier sprach häufig von »vegetativer Dystonie«, allgemeiner Erschöpfung. Sie kann eine Folge von Übersäuerung des Organismus sein. Die Ursache kann aber auch darin liegen, dass wir zu wenig schlafen, dem Schlaf vor Mitternacht kaum noch Bedeutung beimessen und dem Körper zu wenig Erholung und Ruhe schenken. Wenn wir ein Leistungstief haben, putschen wir uns meist mit Kaffee, Energydrinks oder Schokolade auf. Das sind Stimulanzien, die uns nur über den eigentlichen Zustand – die Erschöpfung – hinwegtäuschen. Das Ergebnis: Wir geraten auf unserem Säure-Basen-Konto noch tiefer in die roten Zahlen.

Irgendwann landen wir dann im »Burn-out«, wie es heutzutage genannt wird, sind völlig ausgebrannt. Man spricht auch von Erschöpfungsdepression, bei der alle körperlichen und seelischen Ressourcen aufgebraucht sind. Wir haben an unseren Reserven Raubbau betrieben, und die Folgen sind bitter: Die Freude an der Arbeit, die Freude am Leben sind uns abhandengekommen – und das oft für sehr lange Zeit, für Monate, manchmal ein ganzes Jahr.

Übersäuerung kann also die Ursache, aber auch die Folge einer überdrehten Lebensweise auf der Überholspur sein, die keine Inseln der Ruhe kennt und mit Aufputschmitteln über Leistungstiefs hinwegtäuscht. Das ist so, als gäbe man einem müden Gaul die Peitsche. Er rennt aus Angst schneller, bricht aber irgendwann zusammen.

Renate Collier hat auch eine Schrift über den »Naturschlaf« verfasst. Darin hat sie viele Beispiele zusammengetragen von Naturvölkern und religiösen Orden wie den Trappisten, die mit den Hühnern ins Bett gehen und entsprechend früh wieder aufstehen. Der Dalai-Lama lebt genau so: Er geht abends um sechs Uhr ins Bett, und wenn die meisten aufwachen, hat er schon vier Stunden meditiert.

Wir sind genetisch auf den natürlichen Rhythmus von Tag und Nacht gepolt. Was meine Großmutter sagte, »der Schlaf vor Mitternacht zählt doppelt«, hat jetzt die moderne Schlafwissenschaft bestätigt. Der Schlaf vor Mitternacht ist tatsächlich wichtig zur gründlichen Regeneration des Nervensystems. Es ist nicht nur von Bedeutung, dass wir lang genug schlafen – vor 20 Jahren schliefen die Deutschen noch durchschnittlich acht Stunden, heute sind es nur noch sieben –, sondern auch, wann. Um 22 Uhr sollte spätestens das Licht ausgehen. Schichtarbeit ist besonders schlecht für die Gesundheit. Die Verdauung kommt durcheinander, und oft stellen sich im mittleren Alter depressive Verstimmungen ein.

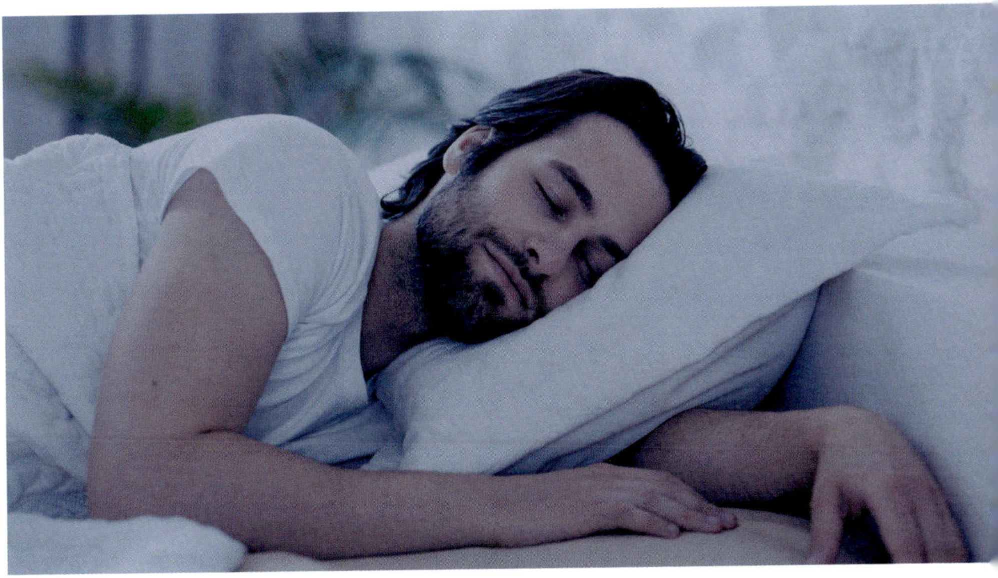

Wer abends noch am Computer arbeitet oder sein Handy benutzt, sollte eine Prisma-Brille aufsetzen, die die Blauanteile der Bildschirme herausfiltert. Wenn wir diesen kalten Farbtönen zu lange ausgesetzt sind, sinkt die Melatoninproduktion der Zirbeldrüse, und wir können nur schwer einschlafen.

Wer sich morgens nicht den Raum nimmt, seinen Darm zu entleeren, kann eine Verstopfung entwickeln. Nach der chinesischen Organuhr liegt die Dickdarmzeit zwischen fünf und sieben Uhr morgens. Kommt der Darm in dieser Zeit nicht zu seinem Recht, staut sich der Stuhl. Das kann zu Appetitlosigkeit führen und auf Dauer den Darm schädigen. Bei chronischer Verstopfung erschlafft dieser und kann seine Funktionen nicht mehr optimal erfüllen. Durch eine stark verlangsamte Dickdarmpassage können Darmgifte durch die Darmwand ins Blut diffundieren und zu Beschwerden wie Kopfschmerzen oder diffusem Denken führen. Die Fäulnisbakterien produzieren giftige Substanzen, die Entzündungen im Dickdarm verursachen können. Werden diese chronisch, kann die Darmschleimhaut zerstört werden oder sich der gefürchtete Dickdarmkrebs entwickeln, weil Zellen entarten.

Es kann auch zur Divertikulose kommen, Ausstülpungen der Darmwand, unter der etwa 60 Prozent der über sechzigjährigen Männer leiden. Wenn Divertikel sich entzünden, können sie als Abszess in die Bauchhöhle durchbrechen, oder es kann zu einem Darmverschluss kommen. Eine regelmäßige Darmentleerung, mindestens einmal am Tag, ist also für die Gesunderhaltung des Darms lebenswichtig.

»IN DER EINEN HÄLFTE UNSERES LEBENS OPFERN WIR DIE GESUNDHEIT, UM GELD ZU VERDIENEN, IN DER ANDEREN OPFERN WIR GELD, UM DIE GESUNDHEIT WIEDERZUERLANGEN. UND WÄHREND DIESER ZEIT GEHEN GESUNDHEIT UND LEBEN VON DANNEN.«
(Voltaire)

Entspannung und Stressabbau sind bedeutsam für das seelische und das Säure-Basen-Gleichgewicht. Renate Collier empfahl Entspannungsmethoden wie das autogene Training. »Wenn Sie das Erlernte regelmäßig in Ihrem Alltag nutzen, werden Sie schon nach kurzer Zeit die positive Wirkung erfahren.«[46]

Ich empfehle und lehre eine noch einfachere Methode: das authentische Reiki. Diese wirksame Technik für Tiefenentspannung, Stressabbau und Persönlichkeitsentwicklung können sogar schon Kinder erlernen, meine jüngste Seminarteilnehmerin war vier Jahre

46 Collier, R.: Wie neugeboren durch Darmreinigung. München: Gräfe und Unzer 1995. S. 89.

alt. Auch Zen-Meditation hat einen sehr entspannenden Effekt. Dabei zentrieren wir uns, kommen in unsere Mitte und erleben heitere Gelassenheit. Wir identifizieren uns nicht mehr mit unseren Problemen, sondern sehen sie mit Abstand und gewinnen die Kraft, sie von innen heraus zu lösen. Ein weiser, buddhistischer Spruch lautet: »Du kannst nicht verhindern, dass die Vögel der Sorge über deinem Haupte kreisen. Du kannst aber verhindern, ihnen ein Nest zu bauen.«

Der Dalai-Lama, der mit über 70 Jahren noch ein immenses Arbeitsprogramm bewältigt, sagt: »Ich meditiere täglich vier Stunden. Und wenn ich Stress habe, mehr.« Wenn Sie sich jetzt wundern, zeigt dies, wie weit die westliche Kultur von einer meditativen Lebensweise entfernt ist. Wir können nicht immer auf den äußeren Ebenen aktiv sein, ohne Kraft aus unserer Mitte zu schöpfen. Sonst ist es, als würden wir immer nur ausatmen, aber nie Luft holen. Durch Meditation und das authentische Reiki entfremden wir uns nicht vom Leben, sondern schenken uns ein Dasein in Fülle. Wir sind dann viel kreativer, produktiver und vor allem: gesünder.

WICKEL – »MEIN BESTES PFERD IM STALL«

»Wickel sind mein bestes Pferd im Stall«, pflegte Renate Collier in ihren Seminaren zu sagen. Sie werden von alters her angewendet als effektive Möglichkeit, zu entschlacken und zu entgiften.

Unsere Haut ist unser größtes Entgiftungsorgan, neben den Nieren, die Säuren über den Harn abgeben, den Lungen, die Kohlendioxid wegatmen, und dem Darm, der über den Stuhl Schlacken ausscheidet.

Die Haut hat eine Oberfläche von bis zu zwei Quadratmetern. Darauf finden sich Tausende von Schweißdrüsen, die ständig in Wasser gelöste Schlacken ausdünsten. Das merken wir besonders während sportlicher Betätigung und Saunagängen, wenn unser Schweiß unangenehm riecht. Ist der Darm verschlackt und der Körper mit Abfallstoffen und Säuren überlastet, kommt es oft zu Hautproblemen wie Mitessern, Pickeln und Entzündungen.

Durch feuchte Wickel können wir die Haut in ihrer wichtigen Ausscheidungs- und Reinigungsfunktion unterstützen. Sie regen die Haut an, mehr Feuchtigkeit abzugeben, in der Schlacken gelöst sind. Schält man sich morgens aus einem Wickel, ist das eigentlich weiße Leinentuch gelblich verfärbt und riecht muffig. Diese Schlacken ist man dann so einfach losgeworden.

Der **Prießnitz-Wickel** ist nach Vinzenz Prießnitz (1790–1851) benannt, der ein Experte für Naturheilkunde war. Ein weiches Leinen- oder Baumwolltuch wird viermal gefaltet, unter kaltes Wasser gehalten und gründlich ausgewrungen. Dann legt man den Wickel auf den Bauch. Darüber wird ein genauso gefaltetes trockenes Tuch gelegt und darauf eine Wärmflasche. Sie muss so heiß sein, dass die Wärme durch alle Tuchlagen hindurch fühlbar ist. Wer mit diesem Wickel schlafen möchte, fixiert ihn mit einer Binde oder einem weichen Gürtel, damit er nicht verrutscht. Durch den kalten Wickel wird die Durchwärmung des Körpers angeregt sowie das Lymph- und das Kreislaufsystem aktiviert, sodass viele Giftstoffe ausgeschieden werden. Das erste Kältegefühl nach dem Anlegen des Wickels verschwindet schnell.

Der **Leberwickel** dient zur Entlastung der Leber. Diese hat eine wichtige Entgiftungsfunktion und ist darüber hinaus für etwa 600 weitere Aufgaben zuständig, z. B. das Recyceln von roten Blutkörperchen und die Speicherung von Vitamin K. Ein Leinen- oder Baumwolltuch wird gefaltet, unter warmes Wasser gehalten und gründlich ausgewrungen. Man legt dann ein trockenes, ebenfalls gefaltetes Tuch darüber, und darauf kommt eine Wärmflasche. Der Wickel wird unterhalb des rechten Rippenbogens platziert. Schon 20 Minuten in liegender Position haben eine regenerierende Wirkung. Die Leber wird durch das Liegen entlastet, und sie mag die Wärme. Dadurch wird sie stärker durchblutet und kann ihre Aufgaben besser wahrnehmen.

»DER FEUCHTE RUMPFWICKEL IST DAS EINFACHSTE UND BILLIGSTE HEILMITTEL, DAS MAN SICH DENKEN KANN.«
(Renate Collier)

Der **Rumpfwickel** ist noch effektiver. Dabei handelt es sich um den von Renate Collier weiterentwickelten Lendenwickel nach Kneipp. Sie benötigen ein Leinen- oder Baumwolltuch, ein Badelaken, eine dünnere Wolldecke, sechs große Sicherheitsnadeln und drei Wärmflaschen. Diese Utensilien habe ich auf jeder Reise dabei, sodass ich jederzeit mit relativ wenig Aufwand etwas für meinen Darm und meine Entsäuerung tun kann. Dieser Wickel bewirkt äußerst effektiv die Ausschwemmung von Giftstoffen. Der Körper wird durchwärmt und zum Ausdünsten von Schlacken gebracht, indem der Blut- und der Lymphkreislauf optimal aktiviert werden. Durch das Liegen wird das Vegetativum, der Parasympathikusnerv, aktiviert, was innerhalb weniger Minuten beruhigt und zu einem schnellen Einschlafen verhilft. Wenn man mitten in der Nacht aufwacht, kann man die Sicher-

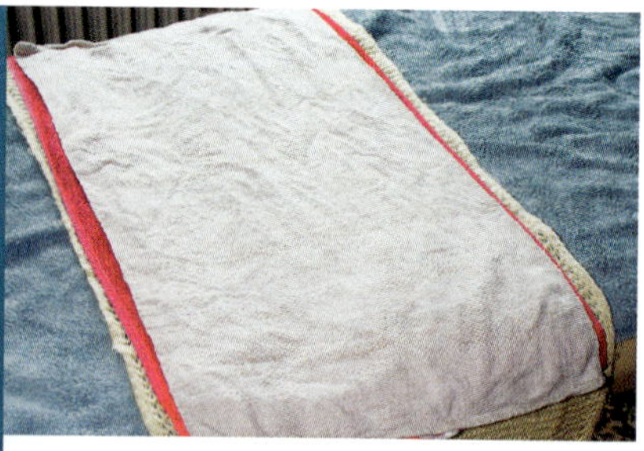

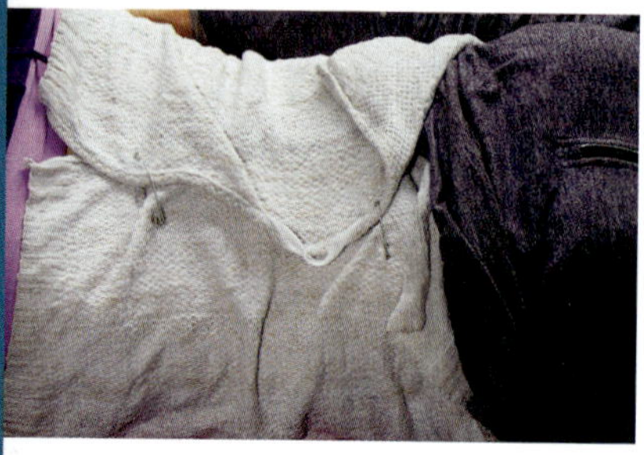

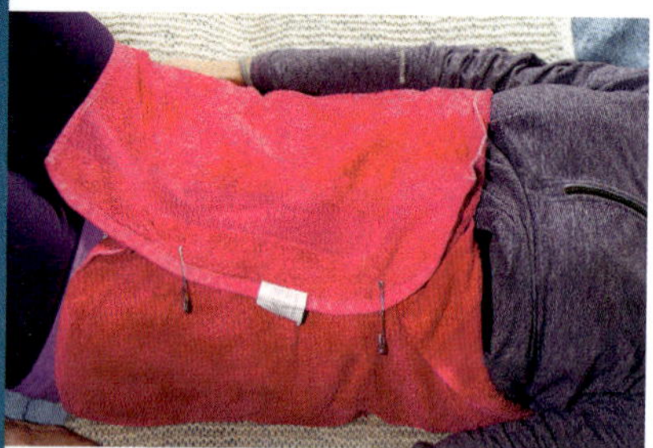

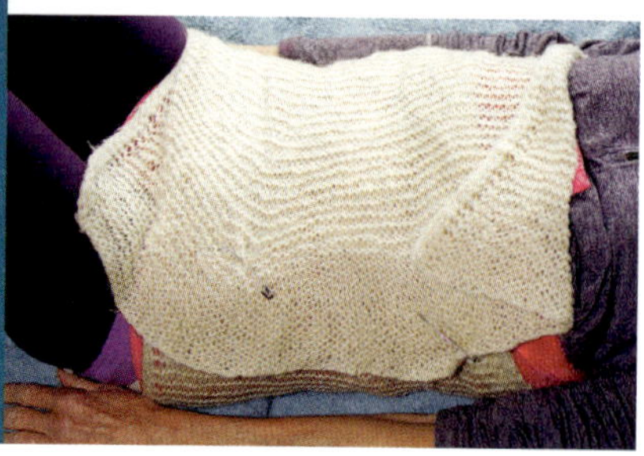

heitsnadeln lösen und die Tücher beiseitelegen. Oft schläft man aber so tief und fest, dass man sich erst am nächsten Morgen vom Wickel zu befreien braucht. Der relativ feste Wickel übt die ganze Nacht über einen leichten Druck auf den Darm aus, was einer zarten Bauchmassage gleichkommt. Wer ihn tagsüber anlegen möchte, sollte sich mindestens zwei Stunden Zeit nehmen.

Das Tuch sollte vorgewaschen sein, weil es dann besser Feuchtigkeit aufnimmt. Füllen Sie zwei Wärmflaschen zur Hälfte mit heißem Wasser, und platzieren Sie sie in Nierenhöhe im Bett. Die dritte Wärmflasche kommt komplett gefüllt an die Füße. Quer ins Bett legen Sie eine dünne Wolldecke und darauf ein Badelaken. Darauf kommt das in kaltes Wasser getauchte, gut ausgewrungene Leinentuch. Daneben legen Sie sechs große Sicherheitsnadeln griffbereit. Nun legen Sie sich auf das kalte Leinentuch, das bis unter Ihre Brust reicht, und verschließen es eng am Körper mit zwei Sicherheitsnadeln. Dann verschließen Sie auf gleiche Weise das Badetuch darüber. Zum Schluss schlagen Sie die Wolldecke um sich und befestigen diese.

Darüber können Sie ein Nachthemd oder einen Schlafanzug anziehen. Am Bauch reicht der feuchte Wickel bis oberhalb der Blase. Weil die Blase empfindlich ist und Verdunstungskälte nicht verträgt, sollte sie nicht bedeckt werden. Jetzt ziehen Sie die Bettdecke bis zum Kinn hoch, um den Durchwärmungsprozess zu stimulieren. Das anfängliche Kältegefühl verfliegt nach kurzer Zeit.

Der Rumpfwickel regt nicht nur die Hautdurchblutung an, wodurch Schlacken ausgeschieden werden, sondern macht die Haut auch schön, weil die Hautporen gereinigt werden. Diesen Wickel bezeichnete Renate Collier als »einfachstes und billigstes Heilmittel, das man sich denken kann«. Probieren Sie es aus!

Auch Saunagänge sind hervorragend geeignet, im Wechsel mit der Anwendung von Wickeln die Entschlackung und Entsäuerung zu intensivieren. Übrigens hilft der Rumpfwickel nicht nur beim Entgiften, sondern auch beim Abnehmen.

AZIDOSE-THERAPIE –
BEI WELCHEN KRANKHEITEN SIE HILFT, UND WARUM

Michael Worlitschek schreibt: »Säure frisst Löcher in die Gesundheit. So wie die Säure einen Rostfleck am Auto bewirkt, fressen die überschüssigen Säuren Löcher in unsere Gesundheit.«[47] Da die Übersäuerung des Organismus alle Organe betrifft und die Grundlage all unserer Zivilisationserkrankungen ist, überrascht es kaum, dass durch Azidose-Therapie viele Krankheiten mindestens gelindert, wenn nicht gar geheilt werden. Der Erfolg hängt auch davon ab, ob Organe schon irreversibel geschädigt sind. Unschlagbar ist die Azidose-Therapie besonders als Prophylaxe. »Die Berücksichtigung und Behandlung der latenten Azidose, der heimlichen Gewebeübersäuerung, stellt die einfachste, wirkungsvollste und billigste Methode zur Vorbeugung für jedwede Krankheit dar.«[48]

Typische Symptome einer Übersäuerung sind Haarausfall, Karies, Zahnfleischleiden, schlaffe Haut, Cellulite, Osteoporose, Rheuma, Gicht, Faltenbildung und verfrühte Alterung. Michael Worlitschek schreibt: »Aus ganzheitlicher Sicht ist die Osteoporose der Endzustand eines lebenslänglichen Kampfes des Körpers, sein Blut im Säure-Basen-Gleichgewicht zu halten, selbst auf Kosten des Abbaus tragenden Körpermaterials.«[49]

---

47 Worlitschek, M.: Der Säure-Basen-Haushalt. Haug: Heidelberg (2) 1996.

48 Collier, R.: »Der Säure-Basen-Haushalt – ein Basisgeschehen im Organismus«.

49 Worlitschek, M.: Der Säure-Basen-Haushalt. Haug: Heidelberg (2) 1996. S. 31.

Frauen zeigen viele Symptome, die Männer schon eher haben – wie Haarausfall –, erst nach den Wechseljahren. Die monatliche Blutung bewirkt eine Entgiftung und Entsäuerung, die dann nicht mehr stattfindet. Störungen der Verdauungsfunktion sind immer ernst zu nehmen, selbst häufige Blähungen und Aufstoßen sind Indikatoren für eine Azidose-Therapie. Auch erhöhte Harnsäurewerte, erhöhter Cholesterinspiegel, erhöhte Blutzuckerwerte und ein erhöhter Blutfettspiegel weisen auf eine Übersäuerung hin. Wirbelsäulen- und Bandscheibenbeschwerden können mit einer Entmineralisierung durch Übersäuerung zusammenhängen oder auch mit der falschen Körperhaltung aufgrund eines Kot- und Gasbauches und eines erschlafften Darms.

> **»MAN SOLL DEN TEMPEL DES KÖRPERS PFLEGEN, DAMIT DIE SEELE LUST HAT, DARIN ZU WOHNEN.«**
> (Theresa von Avila)

Wenn das Immunsystem geschwächt ist und wir zu häufigen Infektionen neigen, kann ein gestörter Darm die Ursache sein. Schließlich sind etwa 80 Prozent des Immunsystems im Darm angesiedelt. Wer an Übergewicht und zu hohem Blutdruck leidet, sollte eine Azidose-Kur mit Darmreinigung durchführen. Ein Teil des Übergewichts besteht aus überschüssigen Säuren. Ein Mineralstoffmangel belastet das Herz und führt zu Bluthochdruck. Zu viel Eiweiß tierischen Ursprungs kann eine Wandverdickung der Gefäße und Arteriosklerose verursachen. Schlafstörungen, Nervosität und Angststörungen können sich durch eine Azidose-Therapie bessern, ebenso Aufmerksamkeitsstörungen und Hyperaktivität.

Auch Unfruchtbarkeit ist ein Symptom. Die Hormondrüsen werden durch die Ernährung und die schleichende Vergiftung mit Schlacken und Säuren in ihrer Funktion beeinträchtigt. Wenn man bedenkt, dass die Hormondrüsen auch für Jugendlichkeit im Alter zuständig sind, sollte man rechtzeitig Vorsorge treffen durch regelmäßige Entschlackungs- und Entsäuerungskuren. Franz X. Mayr schrieb: »Die Gifte im Darm sind es nachweisbar, die den Menschen krank, vorzeitig alt und hässlich machen!«[50]

Folgende Krankheiten sind laut Renate Collier auf eine Azidose zurückzuführen:[51]

- Allergie
- Arteriosklerose
- dermatologische Affektionen
- Diabetes
- Durchblutungsstörungen
- Embolie
- endokrine Störungen
- gynäkologische Affektionen
- Herzgefäßkrankheiten
- Magen- und Zwölffingerdarmgeschwüre
- maligner Hochdruck
- Nierenkrankheiten
- postoperative Komplikationen
- Steinleiden
- Thrombose

50 Zitiert nach: Rauch, E.: Die Darmreinigung nach Dr. med. F. X. Mayr. München: Goldmann 2011. S. 66.

51 Collier, R.: Natürliche Ernährung in der modernen Welt. Darin: Kapitel »Azidose«. Köln: Uta Halft 1984.

Erich Rauch führt zusätzlich noch die folgenden Leiden auf:[52]

- Arbeitsunlust
- Atemnot
- Gefäßkrämpfe
- Nervosität
- Rücken- und Kreuzschmerzen
- Schlafstörungen
- Schwindel
- Sehstörungen
- starkes Schwitzen
- übler Körper- und Mundgeruch

Krebs kann bei krankem Darm überall im Körper auftreten. »Sogar bösartige Erkrankungen anderer Organe dürften in der Darmträgheit, als der neben der Umweltbelastung wichtigsten Vergiftungsquelle des heutigen Menschen, eine häufige Mitursache finden.«[53] Leider ist eine ganze Anzahl der von Renate Collier erwähnten Krankheiten irreversibel. »Es entsteht ein bleibender Defekt, und nur, wer sich auf diesen durch gebührende Rücksicht einstellt, hat weitere Überlebenschancen.«[54]

52 Rauch, E.: Die Darmreinigung nach Dr. med. F. X. Mayr. München: Goldmann 2011. S. 45.

53 Rauch, E.: Die Darmreinigung nach Dr. med. F. X. Mayr. München: Goldmann 2011. S. 47.

54 Collier, R.: Natürliche Ernährung in der modernen Welt. Köln: Uta Halft 1984. S. 56 f.

Halima Neumann beschreibt in ihrem Standardwerk zum Thema *Azidose* folgende Beschwerden und Krankheiten als Folge einer Übersäuerung:[55]

- Blutdruckschwankungen
- brüchige Nägel
- Darmprobleme wie Verstopfung, Durchfall, Breistühle und Blähbauch
- depressive und aggressive Stimmungen
- Gelenkbeschwerden
- glanzloses Haar
- Ergrauen und Ausfall der Haare
- Hautrisse
- Hautunreinheiten
- Kälteempfindlichkeit
- Konzentrations- und Gedächtnisschwäche
- Muskelkrämpfe
- Neuralgien
- Parodontose
- rheumatische Beschwerden
- Ruhelosigkeit
- Schilddrüsenstörungen
- Schmerzempfindlichkeit besonders der Zähne auf Kälte und Säure
- Schweiß- und Mundgeruch
- trockene, fahle Haut
- zu niedriger Blutdruck
- zunehmende Verschleimung der Atemwege und Nebenhöhlen

55 Vgl. Neumann, H.: Stop der Azidose, Allergien und Haarausfall. Fürhoff: Starnberg 1994. S. 11 f.

Wie auch andere Säure-Basen-Experten bringt sie Osteoporose und Bandscheibenvorfälle in Zusammenhang mit Übersäuerung. »Die Säurekristalle schmirgeln den Knorpel zwischen den einzelnen Wirbeln und den Gelenken ab: Bandscheibenschäden mit Knorpel- und Knochenschwund sind die Folge.«[56]

Die Erfolge einer Azidose-Kur kann man auch im Äußeren ablesen: Das Gesicht ist gestrafft, Hautunreinheiten sind verschwunden und Falten reduziert. Die Augen strahlen. Das Doppelkinn ist kleiner geworden oder ganz verschwunden. Der Darm und damit der Bauch ist kleiner und weicher geworden. Die Haltung hat sich verbessert, wir sind wieder im Lot, weil kein schwerer Darminhalt uns nach vorn zieht. Das Bindegewebe ist wieder elastisch, insgesamt sehen wir jugendlicher aus. Die Haare wachsen dicker, die Fingernägel sind stabil.

Durch die Reinigung des Darms, des Hauptausleitungsweges für Abfallstoffe, wird nicht nur der Darm geheilt, sondern der gesamte menschliche Organismus. Alle Organe und Gewebe werden entschlackt. Der reine Darm kann der Nahrung wieder alle wichtigen Vitalstoffe entnehmen.
Das Heilungsprinzip der Azidose-Entschlackungskur besteht darin, die überschüssigen Säuren zu mobilisieren und die dabei entstehenden Salze über die Nieren, den Darm, die Haut und die Drüsen zur Ausscheidung zu bringen. Gleichzeitig wird der Darm geschont, gereinigt und tonisiert. Durch eine basenbetonte Lebensweise haben Sie den Schlüssel für ein wertvolles, freudiges und schmerzarmes Leben in Ihrer Hand.

56 Neumann, H.: Stop der Azidose, Allergien und Haarausfall. Fürhoff: Starnberg 1994. S. 12.

WIE DIE AZIDOSE-THERAPIE AUF SEELE UND GEIST WIRKT

»Alle körperlichen und – das ist keine Übertreibung! – alle seelischen und geistigen Aktivitäten hängen von einer reibungslos funktionierenden Darmtätigkeit ab!«,[57] war sich Renate Collier sicher. Darmsanierung und Azidose-Therapie wirken immer ganzheitlich auf die Ebenen von Körper, Seele und Geist.

»SORGT FÜR EURE GESUNDHEIT – OHNE DIE KANN MAN NICHT GUT SEIN.« (Friedrich von Schiller)

Wussten Sie, dass im Darm Neurotransmitter wie Serotonin gebildet werden? Dass dort mehr Nervenzellen angesiedelt sind als im gesamten Rückenmark? Und 80 Prozent der Informationen vom Darm zum Gehirn gehen, nicht umgekehrt? Man spricht auch vom »Bauchhirn« oder Entscheidungen »aus dem Bauch heraus«. Diese haben oft länger Bestand als die kopfgeborenen. Menschen mit chronischen Darmerkrankungen wie Colitis ulcerosa, Reizdarm und Morbus Crohn haben meist auch psychische Probleme, wobei noch strittig ist, ob diese die (Mit-)Ursache der Darmprobleme sind oder umgekehrt. Durch eine schädliche Darmflora oder Verstopfung können alle Zellen und Organe Schaden nehmen, wobei die Nerven, Hormondrüsen und Sinnesorgane besonders empfindlich reagieren.

Sauer macht nicht lustig, sondern sauer. Ist jemand vergiftet, giftet er andere an, ist streitsüchtig und rechthaberisch. »Azidität (Übersäuerung) in den Zellzwischenräumen greift Nervenzellen an, die

57 Collier, R.: Wie neugeboren durch Darmreinigung. Gräfe und Unzer: München 1995. S. 17.

mit dem Gehirn verbunden sind.«[58] Wer übersäuert ist, fühlt sich oft erschöpft, ist leicht gereizt, reagiert aggressiv und leidet unter depressiven Verstimmungen. Diese Säuren können das Gehirn belasten und zu Vergesslichkeit, Konzentrationsschwäche, Antriebsschwäche, diffusen Gedanken, Gereiztheit, mangelnder Impulskontrolle und Stimmungsschwankungen mit Tendenz zur Depression führen. Wahrscheinlich sind viel mehr seelische Störungen auf Darmgifte und eine Übersäuerung des Gehirns zurückzuführen, als man denkt.

Ein saures Milieu stimuliert den Sympathikus-Nerv und bringt damit den Organismus in Erregung, obwohl kein erkennbarer Grund vorliegt. Ist die Stoffwechsellage basisch, wird die Produktion des Gewebehormons Azetylcholin gesteigert und der Parasympathikus angeregt, was entkrampft und entspannt. Wer rechtzeitig entschlackt, entgiftet und entsäuert, reagiert daher bei Problemen nicht gleich sauer, sondern bleibt im seelischen Gleichgewicht. Probleme werden zu Herausforderungen, denen man sich gewachsen fühlt.

Der Drang nach Höherem, liebevolle Gefühle für sich und seine Mitmenschen sowie das Streben nach Idealen sind nur möglich, wenn die empfindlichen Nerven nicht durch Übersäuerung in Mitleidenschaft gezogen sind. Durch Azidose findet eine seelische Verflachung statt, der Mensch schaltet in den Überlebensmodus. Egoismus und Narzissmus werden Tor und Tür geöffnet.

Ist der Darm gereinigt, erleben Menschen, dass sich auch ihre Psyche aufhellt. Sorgen werden kleiner, die lang vermisste Lebensfreude kehrt zurück. Es gibt sogar das Phänomen der sogenannten Fasten-

58 Neumann, H.: Stop der Azidose, Allergien und Haarausfall. Fürhoff: Starnberg 1994. S. 7.

euphorie. Durch die Nahrungsenthaltung und die Sanierung des Darms fühlt man sich beschwingt, fröhlich, wie neu geboren. Erich Rauch bestätigt: »Die Darmreinigung erfasst den ganzen Menschen und besonders in seinem seelisch-geistigen Bereich.«[59]

In allen Kulturen und Religionen war bekannt, dass Reinigung und Fasten uns dem Göttlichen öffnen. Wir werden wieder durchlässig für höhere Schwingungen und entdecken unseren inneren Seelenreichtum. Wenn wir in einer solchen Kur unsere Prioritäten neu setzen, z. B. unsere berufliche Richtung überdenken, kommen wir vielleicht zu einer sinnvollen Tätigkeit, die uns mehr Erfüllung schenkt.

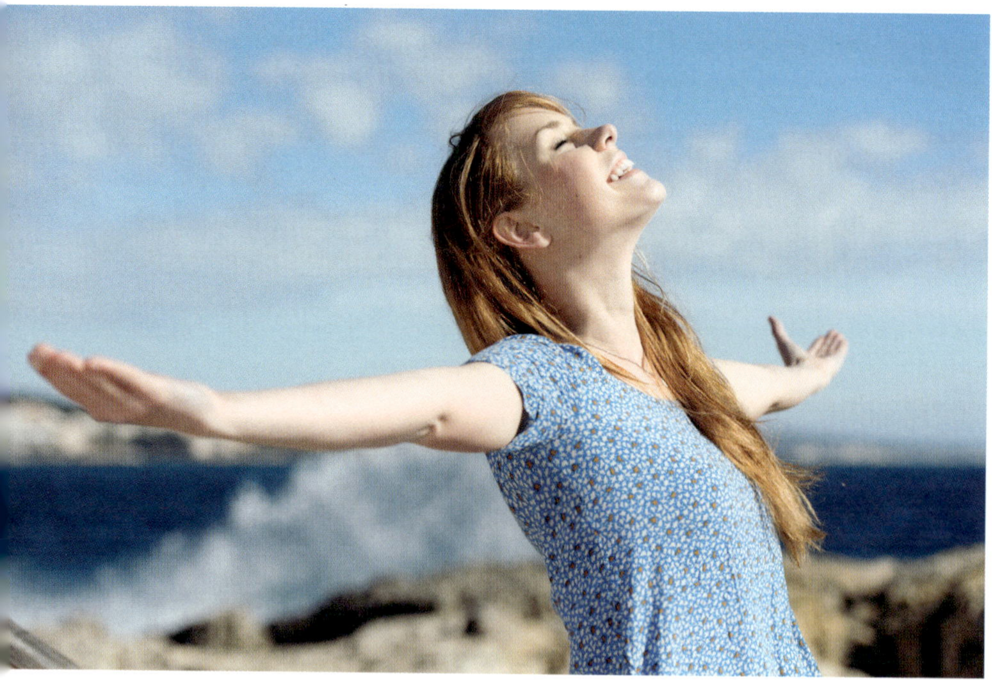

59 Rauch, E.: Die Darmreinigung nach Dr. med. F. X. Mayr. München: Goldmann 2011. S. 131.

Nur, wenn wir unsere eigene Mitte finden, öffnen wir uns dem unversieglichen Quell universeller Lebenskraft, die uns erfüllt und heilt. Viele Menschen erleben eine Neuorientierung, setzen andere Prioritäten im Leben und erleben Heilung im Sinne von Ganzwerdung. Im Rückblick sind viele Menschen dankbar, dass sie über körperliche Beschwerden dazu gekommen sind, ihr Leben grundlegend zu überdenken. Der Weg geht nach innen, sonst verlieren wir uns in der Welt. Das Wort »Krise« bedeutet in der chinesischen Kalligrafie »Chance für Neubeginn«.

BASENKOST –
WARUM DIESE HEILNAHRUNG SO WICHTIG FÜR UNS IST

Entscheidend ist, wie Nahrung im Körper verstoffwechselt wird. So wird der saure Zitronensaft basisch verstoffwechselt, die süße Torte hingegen sauer. Erich Rauch warnt: »Die übliche Durchschnittskost des heutigen Zivilisationsbürgers zeigt enormes Überwiegen der Säurespender, d.h. jener Nahrungsmittel, die im Körper sauer verstoffwechselt werden.«[60] Auch Umweltgifte, Elektrosmog und chronischer Stress wirken säurebildend. Es gibt daher kaum noch einen Menschen, der sich im Säure-Basen-Gleichgewicht befindet.

»DIE KOST, DIE DEM SCHMIED BEKOMMT, DIE ZERREISST DEN SCHNEIDER.«
(Volksmund)

Bewegung ist eine gute Möglichkeit, überschüssige Säuren durch den Schweiß und das tiefe Atmen loszuwerden. Allerdings sind die Deutschen Bewegungsmuffel, nur ein Drittel der Bevölkerung kommt auf die zweieinhalb Stunden Bewegung pro Woche, die von der Weltgesundheitsorganisation (WHO) als Minimum empfohlen werden. Ein Drittel frönt einer vorwiegend sitzenden Lebensweise und bewegt sich nicht mehr als unbedingt nötig. Die Lymphe kommt bei Stubenhockern jedoch nicht auf Trab, und dadurch ist die Entschlackung oder Entsäuerung gestört.

---

60 Rauch, E.: Die Darmreinigung nach Dr. med. F. X. Mayr. München: Goldmann 2011. S. 182.

Basisch verstoffwechselt werden vor allem Gemüse, Obst und Kräuter. Renate Collier bereitete sich schon morgens eine Basenmahlzeit aus Pellkartoffeln, gedünstetem Gemüse und einem mit kalt gepresstem Öl und Zitronensaft angemachten Salat zu. Probieren Sie das doch einmal aus, es ist alles eine Gewohnheitssache.

Als Renate Collier ihre Seminare in Hamburg durchführte, wohnte sie bei meinen Eltern. Diese brachte sie an den Rand der Verzweiflung, wenn sie morgens die winzige Küche blockierte, um Kartoffeln, Salat und Gemüse zuzubereiten. Sicher kennen Sie die Aufforderung, morgens zu essen wie ein König, mittags wie ein Edelmann und abends wie ein Bettler. Ein guter basischer Start in den Tag ist also eine gesunde Grundlage. Der Magen und der Darm haben morgens ihre Hochzeit, sind nach der chinesischen Organuhr am aktivsten. Bis zum Mittagessen hat man dann keinen Hunger mehr, und abends fällt es leicht, wenig zu essen. »Der Darm geht mit den Hühnern schlafen«, das bestätigen Darmspezialisten. Selbst Rohkost wird von den meisten abends nicht mehr vertragen und führt zu Gärungsprozessen im Darm, die diesen reizen und ermüden und schließlich erschlaffen lassen. Wer abends noch Appetit hat, aber den Darm nicht belasten möchte, kann sich einen ballaststofffreien Gerstengrassaft anrühren.

Falls Sie sich an Kartoffeln am Morgen nicht gewöhnen können oder vor der Arbeit zu wenig Zeit zum Zubereiten haben, können Sie natürlich auch ein basisches Müsli und vorweg einen grünen Smoothie zu sich nehmen. Letzteren können Sie am Vortag zubereiten und in einer Thermosflasche im Kühlschrank aufbewahren. Denken Sie daran, sowohl Müsli als auch Smoothie gründlich einzuspeicheln. Das Müsli können Sie aus Hanfsamen, Baobab-Fruchtpulver, selbst gequetschten Haferflocken, eingeweichten Rosinen sowie Chiasamen oder Zedernnüssen zusammenstellen. Industriell hergestellte Haferflocken werden bei 70 Grad Celsius gewalzt und wirken sauer, selbst hergestellte leicht basisch.

Zum Abendessen reicht eine dünne Suppe aus klein geschnittenem Gemüse nach Jahreszeit mit einem Schuss gutem Öl, dazu ein Roggen-Dinkel-Knäckebrot, eventuell mit einer Avocadocreme oder einem vegetarischen Aufstrich. Auch Blattsalat ist möglich. Das Abendessen sollte früh eingenommen werden, am besten vor 18 Uhr.

Auf keinen Fall sollte die warme Hauptmahlzeit am Abend, schon gar nicht um 20 Uhr oder später, gegessen werden, wie es heute leider in vielen Familien üblich ist. Der Darm wird dadurch überfordert, erschlafft und verschlackt und kann dann seine wichtigen Aufgaben nicht mehr optimal wahrnehmen. Das unverdaute Essen liegt stundenlang im feuchtwarmen Verdauungstrakt und vergärt, was narkoseartig wirkende Gifte in den Blutkreislauf schickt. Man fühlt sich am nächsten Morgen wie gerädert, ist blass und hat Schatten unter den Augen wie bei einem Kater. Franz X. Mayr sagte: »Wer vor dem Schlafengehen ein reichliches Nachtmahl einnimmt, gleicht einem Lokomotivführer, der seine Maschine aufheizt und danach in den Schuppen stellt.«[61]

Wichtig ist bei allen Mahlzeiten, das Essen gründlich zu kauen und einzuspeicheln, besonders kohlenhydrathaltiges. Nur dann können genug Enzyme im Mund für die Vorverdauung gebildet werden. Was im Mund nicht passiert, kann von keinem anderen Teil des Verdauungstraktes nachgeholt werden. Magen und Darm haben keine Zähne. Schon in den »Schriften der Essener« heißt es aus der Zeit Jesu: »Kaut eure Nahrung gut mit euren Zähnen, dass sie Wasser wird und

61 Zitiert nach: Rauch, E.: Die Darmreinigung nach Dr. med. F. X. Mayr. München: Goldmann 2011. S. 177.

dass der Engel des Wassers sie in eurem Körper zu Blut umwandeln kann. Denn wahrlich, ich sage euch, die Macht Gottes kommt in euch, wenn ihr auf diese Art an seinem Tische esst.«[62]

Lesenswert ist auch das Büchlein »Yoga der Ernährung«[63] von Omraam Mikhael Aivanhov, der zu einer meditativen Esskultur in Schweigen und Dankbarkeit einlädt. Wir können, schreibt er, das Essen als Liebesbrief des Schöpfers an uns betrachten, der uns damit zeige, dass wir geliebt und gewollt seien. Und wir können bei unseren Mahlzeiten dankbar für die vielen Menschen sein, die zum Essen beigetragen haben, und über die vier Elemente nachsinnen, die sich darin manifestierten.

Eine halbe Stunde vor und eine Stunde nach dem Essen sollten Sie nichts trinken, weil dies die Magensäfte verdünnen und damit die Verdauung verlangsamen würde. Für die Darmflora sind ballaststoffreiche Lebensmittel wie Chiasamen, Baobab-Fruchtpulver und Flohsamenschalen optimal. Wir nehmen heute nur noch durchschnittlich 14 Gramm Ballaststoffe pro Tag zu uns, Ärzte empfehlen mindestens 30 Gramm, und unsere Vorfahren in der Steinzeit haben täglich 60 Gramm zu sich genommen. Sie sind das ideale Futter für die rund 100 Billionen Darmbakterien wie Acidophilus und Bifidus. Faserstoffe vergrößern das Darmvolumen und regen damit die Peristaltik und eine zügige Darmpassage an. Sie wirken zudem wie ein Löschpapier für Giftstoffe im Darm.

Wer eine Neigung zu Verstopfung hat, kann morgens das Einweichwasser von Rosinen, getrockneten Feigen oder Backpflaumen trinken oder sich einen Trunk aus drei Teelöffeln Flohsamenschalen und einen Viertelliter Wasser machen.

62 Székely, E. B.: Schriften der Essener – Buch 1. Saarbrücken: Neue Erde (3) 2011.

63 Aivanhov, O. M.: Yoga der Ernährung. Rottweil: Prosveta 1983.

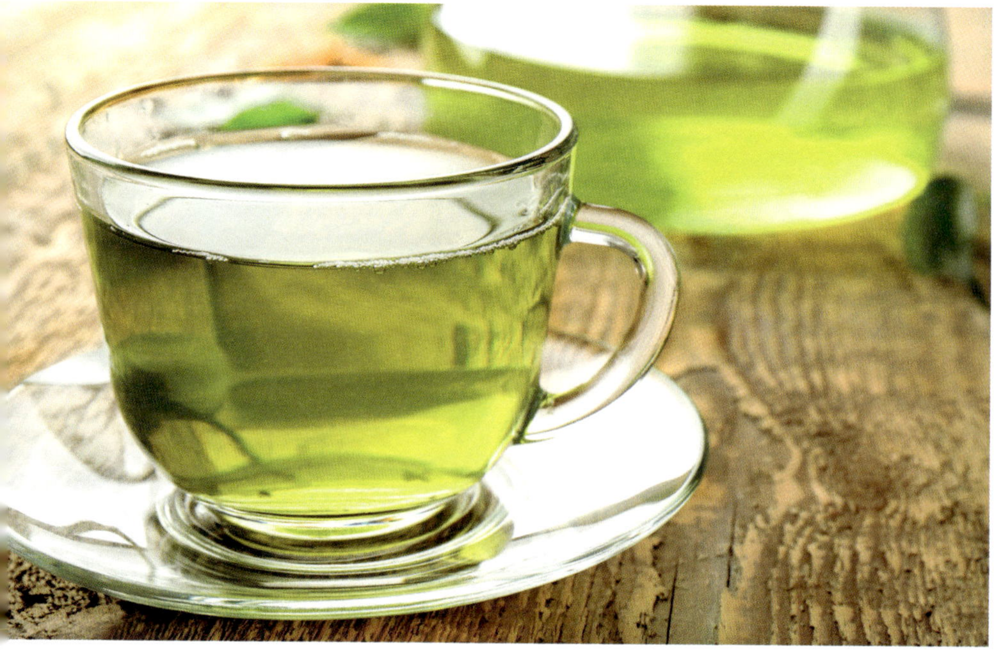

Getränke, von denen Sie im Laufe des Tages reichlich zu sich nehmen sollten, sind vor allem stilles Wasser und kurz aufgebrühte Kräutertees – am besten aus im Garten oder beim Wandern selbst gepflückten Kräutern. Kräutertees sind basisch und unterstützen die Ausscheidung. Geschmacklich und von der Wirkung her ist auch Moringablätter-Tee empfehlenswert, den Sie wegen der Polyphenole – gesundheitlich wertvoller Pflanzenbegleitstoffe wie Catechine und Ellagsäure – etwa zehn Minuten ziehen lassen. Er wirkt leicht stimmungsaufhellend.

Alle säuernden Teesorten wie Hagebutte, rote Malve, Hibiskus oder rote Früchtetees sollten Sie meiden. Kaffee gilt als Säurebildner, was er nach neueren Testmethoden aber nicht ist. Jedoch trägt er indirekt zur Säurelast bei, indem er die Adrenalinproduktion wie bei

Stress stimuliert. Dadurch wird der Sympathikus aktiviert, und wir werden betriebsam, auch wenn wir eigentlich erschöpft sind.

Wenn der Darm zunehmend gesundet, stellt sich der Hungerreflex immer später ein. Viele Menschen essen nach einer Darmsanierung nur noch zweimal am Tag. Zwischenmahlzeiten sind ohnehin zu vermeiden, weil Magen und Darm durch sie ständig arbeiten müssen und nicht zu ihrer Selbstreinigung kommen. Dafür braucht es etwa drei bis vier Stunden Zeit zwischen zwei Mahlzeiten. Die Empfehlung, mindestens fünf Mahlzeiten am Tag zu sich zu nehmen, ist längst überholt und wurde von Darmspezialisten außer bei bestimmten Krankheiten wie Magenschleimhautentzündung oder Reizdarm nie befürwortet.

Zum Mittagessen dürfen es dafür ruhig mehrere Gänge sein. Fangen Sie auf jeden Fall mit Frischkost, also einem Rohkostteller, an. Als Dressing reichen Kräutersalz und ein hochwertiges Öl, z. B. Hanf- oder Olivenöl. Danach eignen sich Pellkartoffeln, Süßkartoffeln oder auch Hirse, Buchweizen oder Vollkornreis. Zum Nachtisch können Sie einen gedünsteten Apfel oder eine gedünstete Birne genießen. Essen Sie zum Abschluss kein rohes Obst, das fördert Gärprozesse im Darm. Rohkost wird immer am Anfang einer Mahlzeit verzehrt oder für sich allein. So vermeidet man auch die Verdauungsleukozytose. Unsere ursprüngliche Nahrung war Rohkost, erst später wurde das Kochen erfunden, und wenn wir unsere Mahlzeiten mit Gekochtem beginnen, werden zu viele weiße Blutkörperchen gebildet, was zu Müdigkeit führt.

Gute Eiweißquellen sind Süßlupinenprodukte, Tofu (der jedoch nicht zu häufig gegessen werden sollte wegen der Phytoöstrogene) sowie Mandeln, Nüsse und Samen wie Sonnenblumenkerne. Gelegentlich können Schafs- oder Ziegenkäse, am besten aus Rohmilch, auf den Teller kommen, wenn Sie sie vertragen. Von Kuhmilchprodukten rate ich grundsätzlich ab (siehe S. 43). Wenn wir auf Nüsse und Samen zurückgreifen, die rund 20 Prozent Eiweiß enthalten – z. B. Chia, Hanf, Zedernnüsse –, sind wir bestens versorgt. Wir brauchen viel weniger Eiweiß, als die meisten denken. Wussten Sie, dass in der menschlichen Muttermilch nur 1,5 Prozent Eiweiß enthalten sind? Dieses Eiweiß ist allerdings sehr hochwertig und genau auf die Bedürfnisse des Säuglings ausgelegt.

Erhitztes tierisches Eiweiß wird im Darm durch Fäulnisbakterien abgebaut, und bei der Verstoffwechslung werden sogenannte Leichengifte wie Indol, Skatol, Putrescin und Kadaverin gebildet, die die Darmschleimhaut auf das Schwerste schädigen. Deshalb stinkt der Stuhl von Fleischessern meist im Gegensatz zu dem von Veganern und Rohköstlern. Laut Renate Collier führen diese Toxine »nicht nur zu Störungen wie Hämorrhoiden, Darmfissuren und Darmpolypen, sondern sind auch bei regelmäßigem Genuss von Milchprodukten die Ursache für die Entstehung bösartiger Tumore des Dickdarms.«[64]

Die größten Säurebildner sind Fleisch, Fisch, Käse, Weißmehlprodukte, Eier, Alkohol, über hundert Grad Celsius erhitzte Fette, Marmeladen, Schokolade, Eiscreme, unreife Früchte, Limonaden wie Cola sowie Fertigprodukte. Von diesen Lebensmitteln sollte man nur wenig – der Gesunde höchstens 20 Prozent seiner Nahrung, der Kranke zehn Prozent – zu sich nehmen.

Zucker schwächt das Immunsystem und fördert die Ausbreitung des Candida-Pilzes im Darm. Künstliche Süßstoffe sind keine Alter-

64 Collier, R.: »Milchallergie, eine subjektive Bilanz.« S. 10.

native: Saccharin führt im Tierversuch zu Krebs, und Aspartam greift in den Gehirnstoffwechsel ein und kann zu Epilepsie, Hyperaktivität und Demenz führen. Bitte schauen Sie einmal auf die Zutatenliste Ihrer Kaugummis und Zahnpasta – fast immer ist darin Aspartam enthalten.

Basenbildner sind fast alle Gemüse, Kräuter und Wildkräuter, Rohmilch, Salate, grüne Smoothies und reifes Obst sowie alle Kräutertees. Grüner Tee ist im Gegensatz zu schwarzem basisch und wegen seiner vielen Polyphenole besonders zu empfehlen. Trinken Sie kein Wasser mit zugesetzter Kohlensäure – wir sind ja schon übersäuert –, sondern achten Sie auf einen hohen Anteil an Hydrogencarbonat. Kartoffeln sind ideal, um unser System mit Basen zu fluten, besonders als Pellkartoffeln, weil keine Mineralien im Kochwasser verloren gehen. Stark basisch werden auch getrocknete Feigen und allgemein Dörrobst, rohe reife Papayas und Oliven verstoffwechselt. Renate Collier schwärmte von der Papaya wegen ihres eiweißspaltenden Enzyms, das die Eiweißverdauung verbessert und Eiweißschlacken aus den Darmwänden löst.[65] Milchsauer eingelegtes Gemüse wie rohes Sauerkraut ist sehr basenbildend und eine Wohltat für unsere Darmflora, darf aber nicht pasteurisiert sein und sollte auch nicht nachträglich erhitzt werden. Gezuckertes sollte grundsätzlich möglichst gemieden werden, weil es die gesunde Darmflora schädigt und zu Gärungsgiften im Darm führt.

Wichtig ist, nur zu essen, wenn man Hunger hat und genug Zeit, das Essen möglichst naturbelassen zuzubereiten, in bescheidenen Mengen zu verzehren und es dabei gut einzuspeicheln. Jedes Zuviel wird nämlich sauer verstoffwechselt. Am Tisch sollte eine

65 Collier, R.: Natürliche Ernährung in der modernen Welt. Band II. Hennef: Uta Halft 1986.

harmonische Stimmung herrschen. Es ist also keine gute Idee, z. B. Schulprobleme der Kinder oder Partnerprobleme bei den Mahlzeiten zu besprechen.

Erich Rauch schreibt: »Die übliche Durchschnittskost des heutigen Zivilisationsbürgers zeigt enormes Überwiegen der Säurespender, d. h. jener Nahrungsmittel, die im Körper sauer verstoffwechselt werden.«[66] Mit Basenkost, dem richtigen Essen in der richtigen Menge zur richtigen Zeit und ausgiebigem Kauen kommt der Körper endlich zu seinem Recht. Essen Sie nicht bis zur mechanischen Magendehnungssättigung, sondern hören Sie beim ersten Sättigungsreflex auf, und lassen Sie den Rest auf dem Teller, auch im Restaurant. Renate Collier war überzeugt: »Der Darm wird es uns danken und auch all die anderen Organe, die auf Hochtouren arbeiten, um überschüssige Säuren aus dem Körper auszuscheiden.«[67] Mit basenbetonter Kost befreien wir unseren Organismus vom Stress des ständigen Säurereizes. Auch die Nerven werden beruhigt und entspannt, sodass die vegetativen Funktionen wieder normal ablaufen.

Es gibt eine Vielzahl von Tabellen mit unterschiedlichen Bewertungen und teilweise gravierenden Abweichungen.[68] Als **basenüberschüssig** gelten aber allgemein die meisten Gemüse, Sprossen und Keimlinge sowie reifes Obst. Ob Lebensmittel sauer oder basisch verstoffwechselt werden, entscheiden auch der Zustand des Verdauungssystems des Konsumenten, das Anbaugebiet, die Anbauweise, die Zubereitungsart und anderes.

---

66 Rauch, E.: Die Darmreinigung nach Dr. med. F. X. Mayr. München: Goldmann 2011. S. 182.

67 Collier, R.: Wie neugeboren durch Darmreinigung. München: Gräfe und Unzer 1995. S. 80.

68 Tabellen mit teilweise abweichenden Werten finden Sie unter www.saeure-basen-forum.de/pdf/IPEV-Nahrungsmitteltabelle.pdf und www.medizinfo.de/ernaehrung/saeuren-basen-haushalt.

Eine schwach basische Wirkung haben die Gemüse Paprika, Spargel, Pilze, Pastinake, Zwiebel und Knoblauch sowie die Obstsorten Apfel, Zitrone, Johannisbeere, Erdbeere, Heidelbeere und Birne. Im Buch »300 Fragen zur Säure-Basen-Balance«[69] werden die Top Ten der Basenbildner vorgestellt: Schwarzer Rettich, Oliven, Erdmandeln, frische Keimlinge, Sesam, Sesamsalz (Gomasio), Kartoffeln, Äpfel und Bananen. Ich würde zu den Basen-Stars unbedingt noch die mineralstoffreichen und daher basenbildenden Chiasamen, Hanfsamen und Sibirischen Zedernnüsse hinzuzählen sowie essbare Wildkräuter jeder Art und Moringablatt-Pulver, wild wachsende Afa-Algen und Gerstengrassaft.

Wenn Sie auf die Schnelle Basen zu sich nehmen möchten, können Sie sogar auf einige Fertigprodukte zurückgreifen: Dillgurken ohne Essig, Kalamata-Oliven in Salzlake, Olivenpaste, Pesto verde, Rucolapesto, milchsaures rohes Sauerkraut, Sesammus (Tahin) oder auch Tiefkühlgemüse ohne Butter und Sahne.

Folgende Lebensmittel sind die am meisten **säureüberschüssigen**: alle stark eiweißhaltigen Lebensmittel, in erster Linie Fleisch, Wurst, Fisch und Meeresfrüchte, Fast Food, Softdrinks, alle raffinierten Speiseöle und Frittierfett, Milchprodukte wie Quark, Käse und Joghurt, Süßigkeiten und Chips. Stark verarbeitete und konservierte Nahrungsmittel sind ebenfalls Säurebildner. Sie sollten diese Speisen weglassen oder zumindest nicht täglich verzehren. Zucker gilt zwar als neutral, sollte aber auch weitgehend gemieden werden, weil er eine Fehlbesiedelung des Darms, Pilzerkrankungen und Diabetes Typ II fördert.

69 Wacker, S.; Wacker, A.: 300 Fragen zur Säure-Basen-Balance. München: Gräfe und Unzer 2008.

Wenn Sie erschöpft sind, z. B. durch Stress, sind Sie übersäuert. Machen Sie dann eine Pause, und essen Sie z. B. einen Gurkensalat mit Oliven, Kichererbsensprossen und Alfalfa-Keimen, angemacht mit einem kalt gepressten Hanf- oder Chiaöl erster Pressung. Nicht nur Löwenzahnblätter, sondern auch alle anderen Wildkräuter sind extrem basenbildend und daher eine gute Zutat für grüne Smoothies. Verwenden Sie aber einen Hochleistungsmixer, drei einfache Mixer habe ich mit Wildkräutern, die sehr zäh sind, ruiniert. Blatt und Stengel von z. B. Kohlrabi, Möhre und Roter Bete sind oft viel basenbildender als die Knolle selbst. Verwenden Sie sie daher im Salat oder im grünen Smoothie mit. Roher Spinat ist fünfmal so basisch wie gekochter. Feld- und Kopfsalat kommen nur auf einen bescheidenen Basenwert, sollten also mit frischen Küchen- und Wildkräutern basisch gepusht werden.

Alle Getreidearten und Nudeln sind säurebildend. Statt Backpulver verwenden Sie besser Weinsteinpulver zum Backen. Schon Otto Bruker bezeichnete Backpulver als »Schießpulver« für die gesunde Darmflora, weil es dieser den Garaus mache.

Liebe bayrische Leser/-innen, falls Sie sich von einer Preußin etwas sagen lassen: Bitte essen Sie in Zukunft schwarze Radis zum zweiten Frühstück. Diese sind fast fünfmal so basenreich wie weiße. Sie können natürlich auch die Weißwurst (PRAL –20) und die Brezen (PRAL –15) weglassen. Bier allerdings ist leicht basisch, noch sind Hopfen und Malz also doch nicht verloren.

Natürlich ist diese Aufzählung nicht vollständig. Aber Sie haben jetzt eine erste Orientierung. Pflücken und essen Sie Wildkräuter, Blätter – Lindenblätter sind sehr lecker – und Wildbeeren, auch getrocknete Hagebutten. An jeder Volkshochschule gibt es Kurse, in denen Sie erfahren können, welche Kräuter und Beeren genießbar sind.

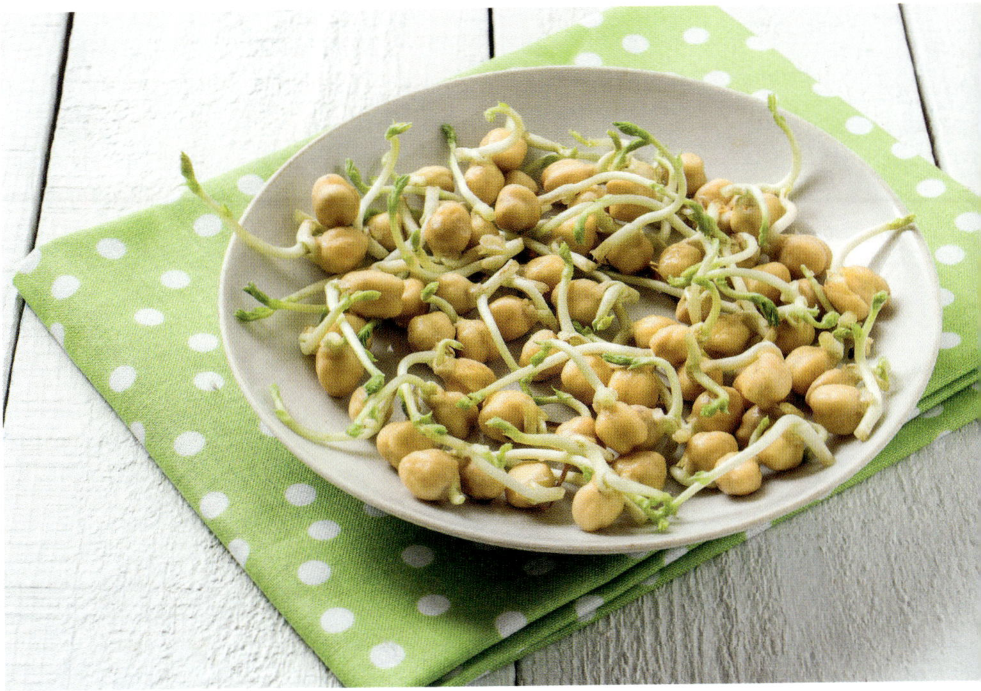

Wahre Basenbomben sind Keime und Sprossen, allen voran Kichererbsensprossen. Wie bei allem geht es aber nicht nur ums Essen, sondern auch: Wie wird verdaut? Schafft das der Darm? Ich – und viele andere – vertrage Kichererbsensprossen nicht, gekochte Kichererbsen schon. Falls Sie vom Essen Blähungen bekommen, unterdrücken Sie sie nicht. Das führt nämlich zu einer Selbst-Intoxikation (Selbstvergiftung durch Darmgase), wie Renate Collier immer betonte. Sie rief ihre Massagepatienten dazu auf, ihre Winde frei wehen zu lassen. Am besten essen Sie aber natürlich so, dass Sie gar keine Blähungen bekommen. Diese sind immer pathologisch, sie weisen auf unphysiologische Prozesse im Darm hin. Der Mensch ist, was er isst – diese Weisheit sollten wir uns zu Herzen nehmen, wenn wir unser Leben gestalten.

Wichtig ist auch basische Kosmetik. Ich empfehle hierzu das Buch von Michael Droste-Laux »Gift auf unserer Haut«.[70] In einem Quadratzentimeter Haut finden sich 600 000 Zellen, 5000 Sinneskörper, 100 Schweißdrüsen, zwölf Kältepunkte, zwei Wärmepunkte, vier Meter Nervenfasern und ein Meter Blutgefäße. Die Haut erneuert sich alle 28 Tage und entgiftet so den Körper. Droste-Laux zufolge schmälert herkömmliche Kosmetik, die einen niedrigen pH-Wert hat, diese Funktion, basische unterstützt sie, macht schön und gesund. Wir haben keinen Säureschutzmantel, wie oft geschrieben werde, sondern einen »Säureschmutzmantel«, weil die Haut intensiv ein Zuviel an Säuren ausscheide. Das sei aber nicht der gesunde Normalzustand. »Falsch konzipierte Kosmetika stören die hauteigene Bakterienflora, begünstigen das Bakterienwachstum, eröffnen pathogenen Keimen und Pilzen ein ideales Lebensmilieu und führen zu einer höheren Infektanfälligkeit.«[71]

»Kosmetik« kommt vom altgriechischen *kosmos*. In der Antike wurden Kosmetika entwickelt, die uns mit kosmischen Energien verbanden, und solche basische Edelsteinkosmetik feiert heute eine Renaissance.

70 Droste-Laux, M.: Gift auf unserer Haut. München: Knaur 2016.

71 Ebd.

SCHNELLPROGRAMM
ZUM LOSWERDEN VON SÄUREN

Stress ist der größte Säurebildner überhaupt. Ein erfolgreiches **Stressprophylaxe- und Stressbewältigungsprogramm** ist das authentische Reiki, das ich seit 1984 unterrichte. Untersuchungen an Meditierenden – Reiki ist auch eine Meditationsmethode – zeigen, dass mit der Zeit der Hippocampus wächst. Das ist der Teil im Gehirn, der für die Gefühlsverarbeitung zuständig ist. Dadurch bleiben wir bei allen Herausforderungen des Alltags heiter und gelassen. Uns bringt irgendwann nichts mehr aus der Fassung, unser Seelenfrieden wird unerschütterlich.

»WAS NÜTZET MIR DER ERDE GELD? KEIN KRANKER MENSCH GENIESST DIE WELT.«
(Johann Wolfgang von Goethe)

Wir können Stress nicht aus unserem Leben eliminieren, aber unsere Einstellung dazu können wir mit Reiki ändern. Also geben Sie sich gleich morgens eine Reiki-Behandlung, oder meditieren Sie z. B. Zen-Meditation im Sitzen. Zen-Gruppen gibt es in jeder größeren Stadt, wo Sie diese Meditation in einer halben Stunde lernen können. Alternativ, wenn Sie christlich orientiert sind, schenkt das sogenannte Herzensgebet tiefen inneren Frieden.

Vor der ersten Mahlzeit können Sie Ihren Morgenurin mit Teststreifen aus der Apotheke überprüfen. Ist er im sauren Bereich, ist das ganz normal, aber Sie können gleich mit basischen Grünsäften oder

Moringa- und Afa-Algen-Presslingen gegensteuern. Auch Spirulina-Flüssignahrung mit zuckerfreien Obst- oder Gemüsesäften ist ein toller **basischer Start in den Tag.** Ebenfalls sehr basisch ist Kokosnusswasser aus jungen grünen Kokosnüssen. Sie werden merken, dass dies auch Ihre Stimmung aufhellt. Morgenmuffel können zu Frühaufstehern werden.

Basenpräparate sind keine Alternative, weil sie oft anorganische Mineralstoffe enthalten und laut Renate Collier auf Dauer zu Arteriosklerose führen. »Es ist wesentlich sinnvoller und ›organischer‹, die Basen auf Dauer aus basenreichen Nahrungsmitteln aufzunehmen, nicht aus einer unorganischen Mischung von Mineralsalzen.«[72] **Basenpräparate** aus Citraten statt Carbonaten sind vorzuziehen, denn Citrate binden dreimal so viele Säuren wie Bicarbonat. Weil sie erst im Zellstoffwechsel wirken, schonen sie den Magen-Darm-Trakt.[73] Gerstengrassaft ist eine gute Basenquelle. Wer sich nicht selbst Gerstengras anbauen möchte, kann Pulver zum Anrühren verwenden.

»WENN DU NICHT BEREIT BIST, DEIN LEBEN ZU ÄNDERN, KANN DIR NICHT GEHOLFEN WERDEN.«
(Hippokrates)

Ideal sind zum **Frühstück** grüne Smoothies, z. B. aus Feldsalat, Grünkohl oder Wildkräutern, einer Avocado und etwas Obst. Speicheln Sie jeden Schluck gründlich ein. Morgens eine reife Papaya zu essen, die basischste unter den Früchten, ist auch eine gute Idee. Am besten essen Sie die enzymreichen Samen mit oder trocknen sie auf der Heizung, um sie dann wie Pfeffer

72 Collier, R.: Merkblatt »Zur Einnahme von Rebasit«.

73 Laut Aussage von Dr. Jacob's Medical GmbH.

in der Pfeffermühle zu verwenden. Wenn Ihnen morgens doch nach etwas Festem gelüstet, können Sie auch ein basisches Müsli aus über Nacht eingeweichten Rosinen, Zedernnuss- oder Erdmandelflocken, Chiasamen und Baobab-Fruchtpulver, vermengt mit kaltem oder warmem Wasser, zu sich nehmen. Dieses Powerfrühstück schenkt Energie und lang anhaltende Sättigung. Wenn Sie möchten und die Zeit dafür haben, können Sie wie Renate Collier die Mittagsmahlzeit auf den Morgen verschieben. Also: Salat, gedünstetes Gemüse, Pellkartoffeln. Ich habe morgens noch nicht so viel Hunger. Es heißt ja auch »Breakfast«, Fastenbrechen, und je weiter man die nächtliche Fastenzeit ausdehnt, desto gründlicher kann die Entsäuerung erfolgen, und die Verdauungsorgane werden geschont. Trinken Sie vormittags viel, vor allem Wasser und Kräutertees, um Schlacken aus dem Körper zu befördern.

Essen Sie zu Mittag – falls Sie das noch nicht zum Frühstück getan haben – wie ein König. Ein Rohkostsalat mit gutem Öl als Dressing wird vorweg gereicht, erst dann kommt die Hauptspeise. Der Eiweißanteil im Essen sollte das komplette Aminosäurenspektrum mit hoher Bioverfügbarkeit enthalten. Fehlt nur eine essenzielle Aminosäure, können die restlichen nur schwer verwertet werden. Alle essenziellen Aminosäuren sind z. B. in Sprossen und Keimen, Hanfsamen, Zedernnüssen, Baobab-Fruchtpulver und Buchweizen enthalten. Buchweizen ist ein Knöterichgewächs und sehr basisch. Eine gute Kombination für das **Mittagessen** sind Hülsenfrüchte und Kartoffeln, Reis, Mais oder ein anderes Getreide. Zusammen enthalten diese Nahrungsmittel das komplette Aminosäurenspektrum. Wer auf der sicheren Seite sein möchte, was das Aminosäurenspektrum betrifft, gibt einen gehäuften Teelöffel Moringablatt-Pulver oder Spirulina-Pulver ins warme Essen. Fleisch enthält zwar alle essenziellen Aminosäuren, aber keine Ballaststoffe und vergleichsweise wenige Mineralstoffe. Hier schneiden Gemüse und Obst bedeutend besser ab. Zudem hat der in Fleisch und Wurst und auch in Fisch enthaltene höhere Puringehalt eine stark harnsäurebildende Wirkung.

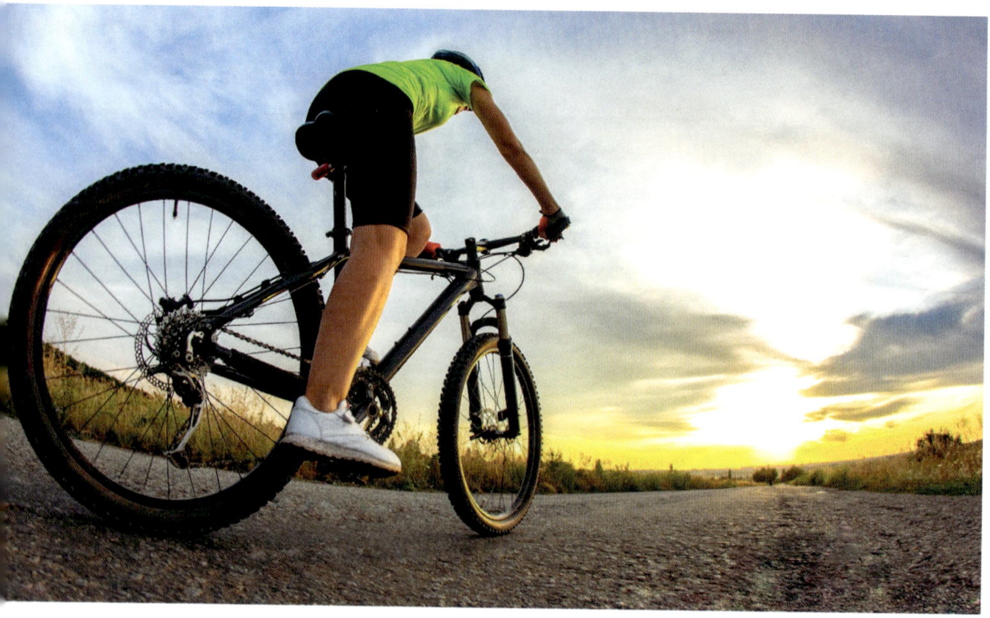

Bei entsprechendem Wetter ist ein **Sonnenbad** günstig, weil es die Vitamin-D-Bildung und die Kalziumaufnahme fördert. Durch **Bewegung** an der frischen Luft und Atemübungen scheiden wir Säuren über Schweiß und Kohlendioxid aus. Der Kreislauf wird angeregt und das Blut mit Sauerstoff angereichert, was die Gehirnfunktionen stärkt. Ideal sind nach dem Mittagessen die **Azidose-Selbstmassagen** von Kopf, Nacken, Bauch und Beinen. Wenn Sie genügend Zeit und Ruhe haben, können Sie auch einen Leber- oder Prießnitz-Wickel anlegen und im Bett ruhen. Die liegende Haltung entlastet die Leber.

Verzehren Sie zum **Abendessen** nur leichte, nicht säuernde Speisen. Essen Sie auf keinen Fall zu spät und zu schwer. Eine Mischung aus warmen Speisen und Rohkost wird schlecht verstoffwechselt und kann zu Gärprozessen im Darm führen.

Beachten Sie die **Verdauungszeiten:** Es sollten mindestens drei Stunden zwischen den Hauptmahlzeiten liegen. Vermeiden Sie Zwischenmahlzeiten möglichst, weil Ihr Körper sonst immer wieder auf »Aufnahme« schaltet, nicht auf »Abgabe« von Schlacken. Magen und Darm brauchen genug Zeit für die Selbstreinigung.

Wenn Sie erschöpft sind, brauchen Sie Ruhe und keine Stimulanzien, die weitere Säuren in den Körper bringen und damit zusätzlich zur Erschöpfung beitragen. Der **Schlaf** vor Mitternacht zählt doppelt, gehen Sie also früh ins Bett, am besten vor 22 Uhr.

Die **Säureausscheidung** können Sie unterstützen mit Löwenzahnsaft, Artischockensaft, frisch gepresstem Kohlsaft, frischen Keimsäften und La-Pacho-Tee. Gut für entsäuernde Teemischungen sind auch Goldrute, Holunder, Ackerschachtelhalm und Maisbart. Süßen Sie mit Stevia- oder Süßholzpulver, Honig im Tee wirkt eher säurebildend.

Es ist sehr gesundheitsfördernd, einen Tag in der Woche nichts zu essen. Beginnen Sie den **Fastentag** mit einem Bittersalztrunk (siehe S. 60). Die Zeit, die Sie nicht zum Essen brauchen, investieren Sie in Bewegung, Selbstmassagen, Wickel, Meditation, gute Lektüre oder Sauna.

BASEN-POWER-REZEPTE

Die folgenden Rezepte wirken stark basenbildend und sind daher besonders geeignet, während Azidose-Kuren, aber auch im Alltag für ein Säure-Basen-Gleichgewicht zu sorgen. Verwenden Sie nur Zutaten aus Bio-Anbau. Biologisch gezogenes Gemüse hat wesentlich mehr Mineralstoffe als konventionell angebautes.

Achtung: Kartoffeln haben – anders als Süßkartoffeln – einen hohen glykämischen Index und lassen daher die Blutzuckerkurve heftig ausschlagen, was die Bauchspeicheldrüse überanstrengen kann. Baobab-Fruchtpulver des afrikanischen Affenbrotbaumes kann dies verhindern, das Essen wird blutzuckerneutral verdaut.

NERVEN-TRUNK

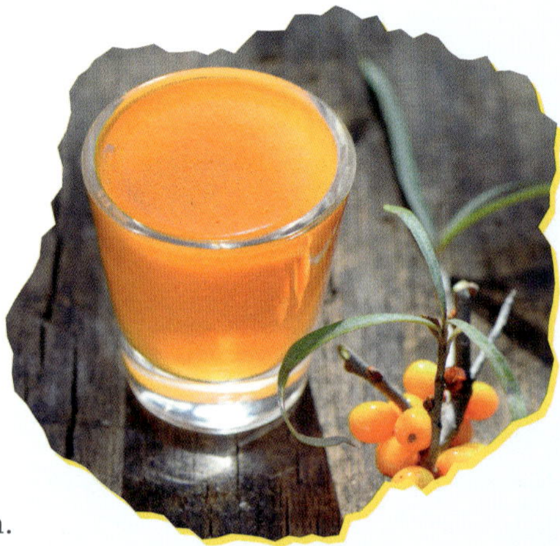

- ½ Tasse angekeimter Buchweizen
- ½ Tasse Weizenkeime
- 1 saurer Apfel, gewürfelt
- 100 ml Sanddornsaft, zuckerfrei
- 100 ml Selleriesaft
- 40 g Sesampulver

Alle Zutaten im Mixer pürieren.

TIPP: Statt Selleriesaft können Sie auch über Nacht eingeweichte Rosinen oder Feigen samt Einweichwasser verwenden.

BUCHWEIZENSUPPE

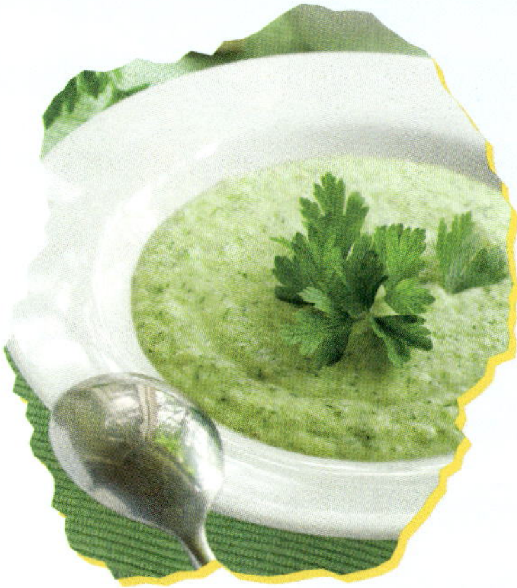

- 1 Tasse angekeimter Buchweizen
- 100 g Blattspinat
- 100 ml Wasser
- 1 große Pellkartoffel
- ½ Avocado
- ½ Zwiebel
- Meersalz nach Geschmack

Alle Zutaten im Mixer pürieren. Kalt oder erwärmt servieren.

TIPP: Statt Kartoffel können Sie auch gegarten Kürbis, Karotte, Petersilienwurzel, Süßkartoffel oder Topinambur verwenden.

GEMÜSESUPPE
ZUM FASTEN

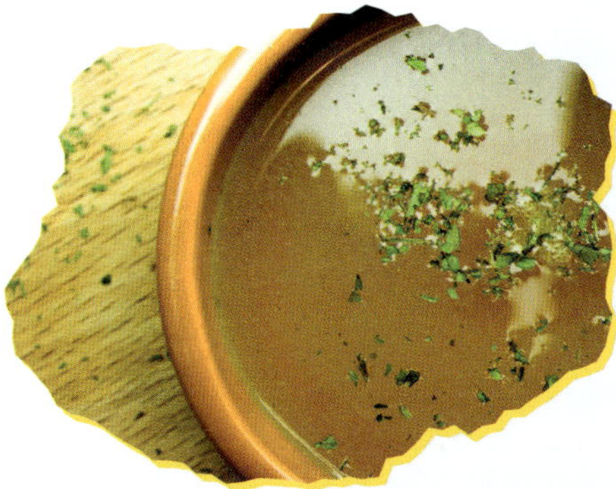

- 250 g Gemüse nach Wahl (z. B. Kartoffeln, Sellerie, Möhren)
- Salz

Gemüse putzen und klein schneiden. 30 Minuten in 250 ml Wasser auskochen, absieben und Flüssigkeit mit wenig Salz würzen.

TIPP: Wenn Sie nicht fasten, schneiden Sie das Gemüse nur grob und essen es mit. Geben Sie dann am Ende 1 EL Hanf- oder Olivenöl dazu.

GEMÜSETRANK

ALS FASTENSPEISE UND HAUSMITTEL NACH RENATE COLLIER

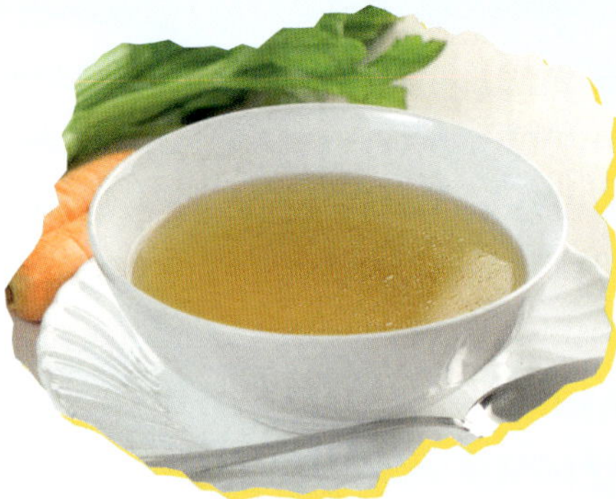

- 2 Kartoffeln
- 2 EL Leinsamen
- 2 TL Kümmelsamen

Kartoffeln schälen, in Stücke schneiden und mit Leinsamen und Kümmel 20 Minuten in 250 ml Wasser kochen. Anschließend absieben und Flüssigkeit servieren.

TIPP: Ergänzen Sie die Zutaten mit Sellerie, Möhren, Spargelschalen, Petersilienwurzel, Küchen- und Wildkräutern. Der Gemüsetrank wirkt harntreibend, entsäuernd, entzündungshemmend, entblähend und schleimhautpflegend. Er führt uns Basen aus pflanzlichen Nahrungsmitteln zu, ohne dass wir uns mit Zellulose belasten.

5-MINUTEN-

GEMÜSESUPPE

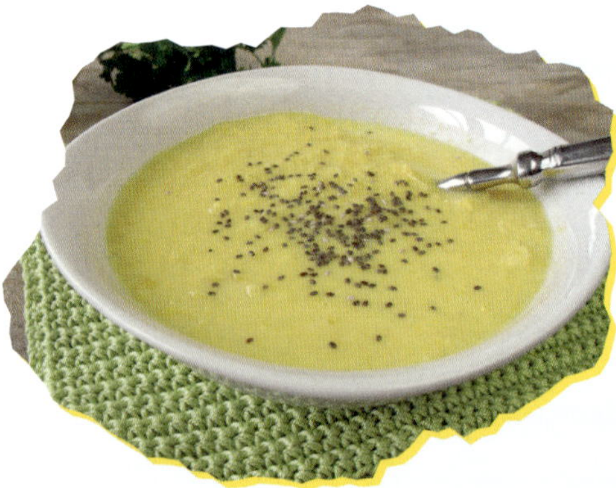

- 350 ml Gemüsesaft
- 4 EL Chiasamen, gemahlen
- Kräuter
- Zwiebelpulver
- Meerrettich
- Papayapfeffer

Gemüsesaft auf 60 Grad Celsius erwärmen. Chiasamen einrühren und zehn Minuten quellen lassen. Mit den übrigen Zutaten abschmecken.

BASEN-SMOOTHIE

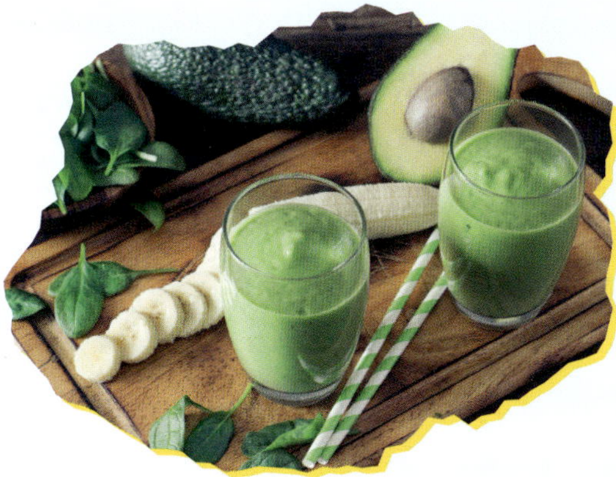

- 2 Tassen Alfalfa-Sprossen
- 2 Bananen
- 1 Gurke
- 1 Birne
- 1 Avocado
- 1 Handvoll Wildkräuter oder Feldsalat
- 6 frische oder tiefgefrorene Erdbeeren
- 4 frische Datteln

Alle Zutaten im Mixer pürieren. In einer Thermosflasche kalt stellen.

AVOCADOCREME

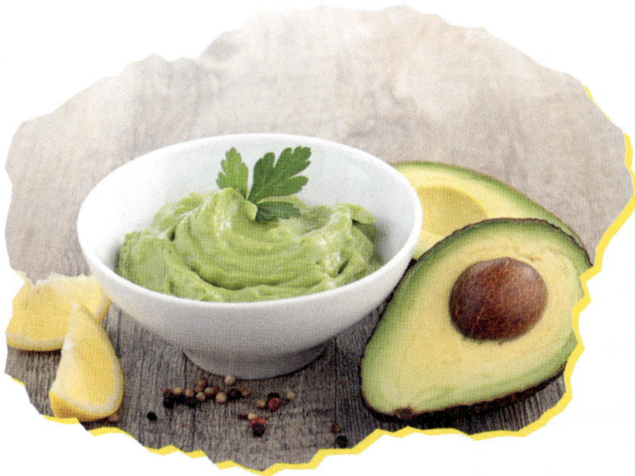

- 1 Avocado
- ½ Zwiebel
- 125 ml Karottensaft
- 2 EL Alfalfa-Sprossen
- 1 EL Zitronensaft
- 1 TL Misopaste (nicht pasteurisiert)
- 1 Prise Meersalz
- frische Kräuter nach Geschmack

Alle Zutaten im Mixer pürieren.

TIPP: Wenn Sie es cremiger mögen, mischen Sie eine Pellkartoffel dazu.

KICHERERBSENPASTE

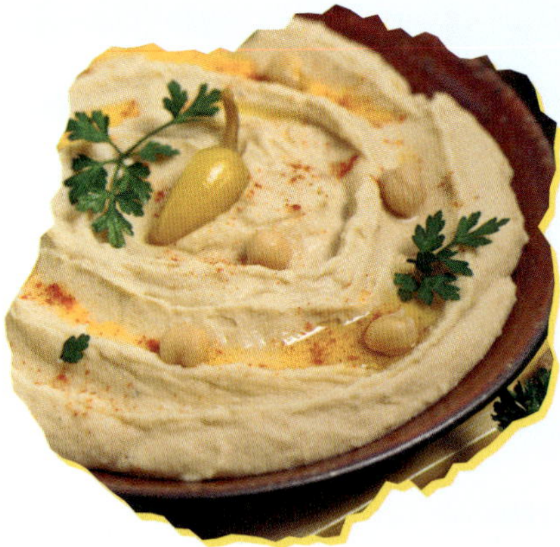

- gekeimte Kichererbsen aus 1 Tasse Trockenerbsen
- 1 Avocado
- 1 Zwiebel
- 3 EL Tomatenmark
- 1 EL Olivenöl
- Meersalz

Kichererbsen 10 Minuten auf kleiner Flamme dünsten. Abkühlen lassen und mit Sud und allen weiteren Zutaten im Mixer pürieren.

OLIVENCREME

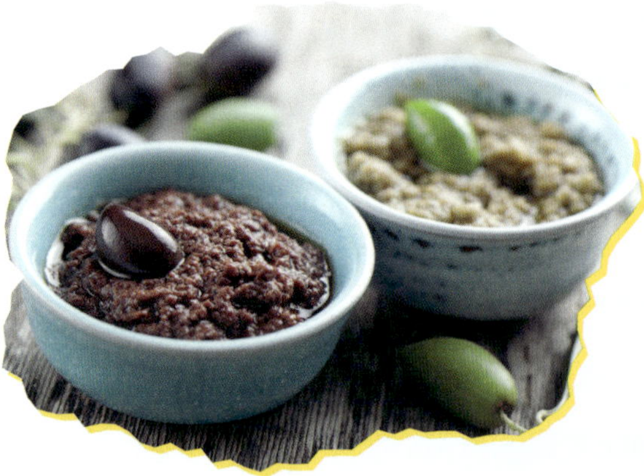

- 100 g entsteinte Oliven (ohne Essig eingelegt)
- 1 Avocado
- 2 Tomaten
- ½ Zwiebel
- 250 ml Karotten- oder Tomatensaft
- 1 Bund Basilikum
- 4 EL Hanf- oder Olivenöl
- 2 EL Zitronensaft
- 1 Prise Salz

Alle Zutaten klein schneiden und im Mixer pürieren.

ESSENER-BROT

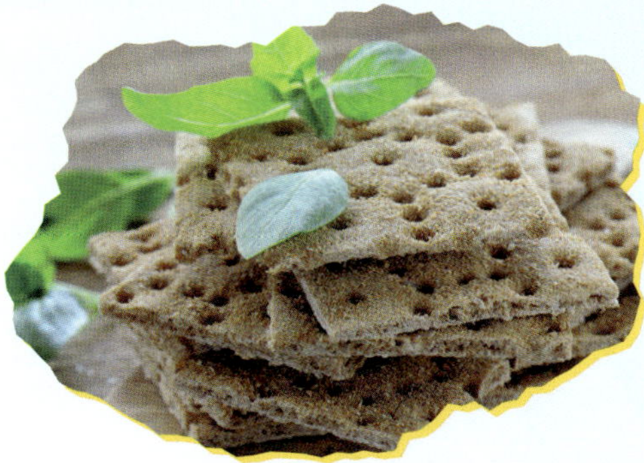

- 500 g Getreide
- 60 g Buchweizen
- Meersalz
- Brotgewürz (z. B. Anis- und Fenchelsamen)

Getreide keimen lassen und durch den Fleischwolf drehen oder mit wenig Wasser im Mixer pürieren. Absieben (den Saft können Sie trinken). Buchweizenkörner in einer Kaffeemühle mahlen. Alle Zutaten vermengen und 30 Minuten ruhen lassen. Wenn der Teig zu dünn ist, 5–6 EL frisch geschrotete Lein- oder Chiasamen untermischen. Den Teig auf einem mit Backpapier ausgelegten Backblech ausstreichen. Mit einer Gabel Furchen auf der Oberfläche ziehen. Im vorgewärmten Ofen bei 50 Grad Celsius 6–8 Stunden knusprig backen.

TIPP: Ein Dörrgerät mit Sieben und Ventilator auf 40 Grad Rohkosttemperatur ist noch besser geeignet.

»NICHT, WAS WIR ESSEN, NUR, WAS WIR VERDAUEN, KOMMT UNS ZUGUTE.«
(Christoph Wilhelm Hufeland)

SESAMBUTTER

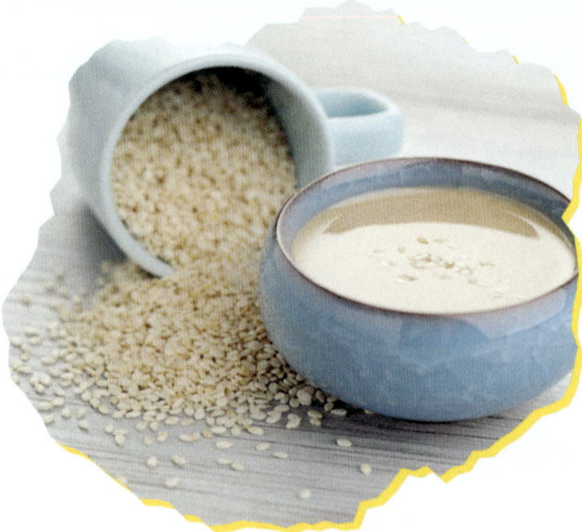

- 1 Tasse Sesamsamen
- 250 ml Karottensaft (möglichst frisch gepresst)
- 4 EL Olivenöl
- 2 EL Chiasamen-Mehl oder gemahlene Hanfsamen
- etwas Zitronensaft
- 1 Prise Meersalz nach Wunsch

Sesam fein mahlen, dann mit allen anderen Zutaten verrühren. In einem Glas im Kühlschrank mehrere Tage haltbar.

SPIRULINA-PASTE

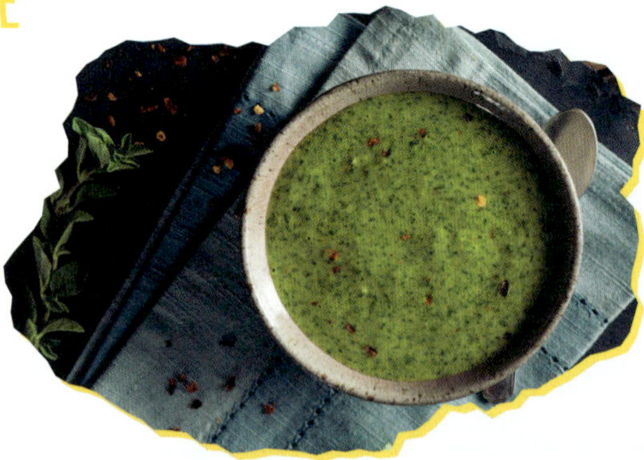

- 60 ml Karottensaft
- 6 EL Weizenkeime
- 4 EL Oliven- oder Hanföl
- 1 TL Lecithin-Pulver (aus dem Reformhaus)
- 1 TL Spirulina-Pulver
- Kräutersalz

Alle Zutaten glatt rühren und als Dipp oder Aufstrich verwenden.

BASEN-SALAT

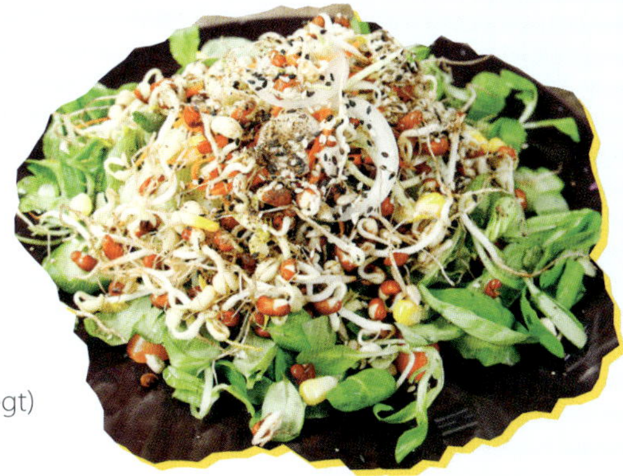

- 1 Packung Feldsalat
- 1 Avocado
- 1 gelbe Paprika
- 1 Handvoll Cocktailtomaten
- 150 g schwarze Oliven (in Öl eingelegt)
- 1 EL gekeimte Kichererbsen
- 1 EL Alfalfa-Sprossen
- Oliven- oder Hanföl
- Salz
- Papayapfeffer

Alle Zutaten vermischen.

TIPP: Wer Ziegen- oder Schafskäse verträgt, kann Feta aus Rohmilch in Stücke schneiden und unterheben. Statt Feldsalat können Sie auch Chicoree- oder Romanasalat verwenden.

KEIM-SALAT-TRAUM

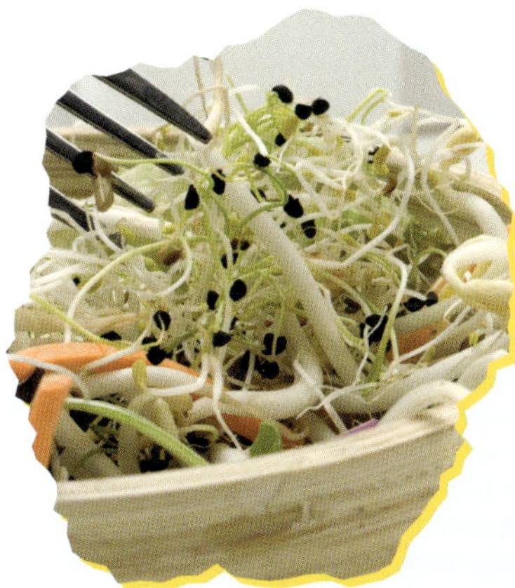

- 1 Tasse gekeimte Sesamsamen
- 1 Tasse gekeimte Sonnenblumenkerne
- 2 EL Alfalfa-Sprossen
- 2 TL Hanföl
- Gomasio nach Geschmack

Sesam- und Sonnenblumenkeime mit Gomasio und Hanföl vermischen und mit Alfalfa-Sprossen dekorieren.

ÜBER DIE AUTORIN

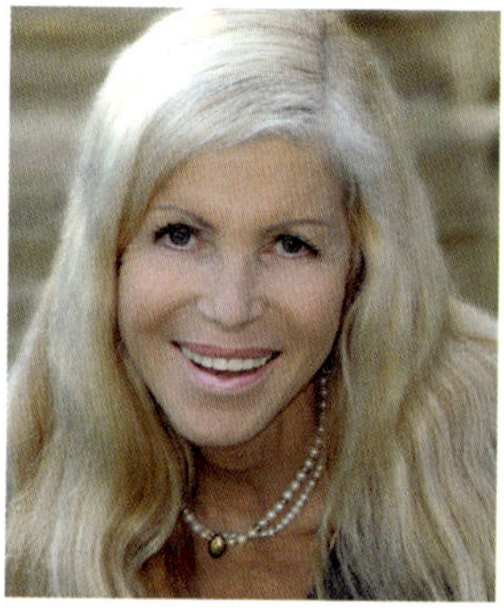

Barbara Simonsohn, Jahrgang 1954, machte ihre erste Azidose-Kur bei Renate Collier mit 23 Jahren, als Studentin der Sozialwissenschaften. Mit 27 Jahren ließ sie sich von ihr im ersten Ausbildungsseminar überhaupt zur Azidose-Seminarleiterin ausbilden. Sie war auch die Erste, die Seminare für Renate Collier organisierte. Barbara Simonsohn assistierte ihrer Lehrerin bei zahlreichen Kurseminaren, begann parallel, selbst Azidose-Seminare zu geben, und leitete Azidose- und Fastenkuren mit insgesamt einigen Hundert Teilnehmern.

Mit 24 Jahren schloss Barbara Simonsohn ihr Studium als Diplom-Politologin ab. Schon während des Studiums schrieb sie Artikel für das Hamburger Abendblatt vor allem über Umweltthemen und gab Kurse darüber an der Volkshochschule. Ein Jahr lang lebte und lernte sie auf dem Demeter-Hof Springe bei Lübeck. Barbara Simonsohn hat zwei Kinder, ihr Sohn wurde 1988 und ihre Tochter 1994 geboren. Mehrere Jahre hintereinander besuchte sie die weltbekannte Findhorn-Gemeinschaft in Schottland und engagierte sich als Entwicklungshelferin auf Haiti, wo sie zusammen mit 65 Frauen mehr als 250 Fruchtbäume pflanzte.

1981 lernte sie das authentische Reiki kennen und ließ sich 1984 in den USA und der Schweiz von Dr. Barbara Ray, direkte Schülerin von Hawayo Takata, in dieser uralten Methode zur Aktivierung universeller Energie ausbilden. Authentisches Reiki aktiviert die Selbstheilungskräfte in einem selbst und anderen und schenkt mehr Selbstwertgefühl, inneren Frieden und heitere Gelassenheit. Seither vermittelt Barbara Simonsohn in Deutschland, Österreich und auch im außereuropäischen Ausland alle sieben Reiki-Grade einschließlich der Lehrerstufen IIIB, VB und VIIB. Mit mehr als 10 000 Seminarabsolventen gehört sie zu den erfolgreichsten Lehrern dieser Selbstheilungsmethode überhaupt.

Seit 1995 schreibt Barbara Simonsohn Gesundheitsbücher mit einer bisherigen Gesamtauflage von rund 600 000 verkauften Exemplaren. Viele ihrer Werke wurden in zahlreiche Sprachen übersetzt. Neben einem Yogabuch über die »Fünf Tibeter« und zahlreichen Reiki-Büchern liegt ihr Schwerpunkt auf dem Gebiet der gesunden Ernährung. Ihr Spezialgebiet sind Super Foods wie Papaya, Gerstengrassaft, Moringa, Chia, Hanf, Baobab und Sibirische Zedernnüsse, über die sie Grundlagenwerke verfasste. Barbara Simonsohn hält Vorträge über ihre Ernährungsthemen und gibt Azidose-Massage-Wochenendseminare sowie längere Fasten- und Basenfasten-Kurseminare bundesweit und auf Teneriffa. Sie steht auch als privater Fasten- und Azidose-Coach zur Verfügung und begleitet Einzelne auf Fasten- und Entsäuerungskuren einschließlich Wickel, Massagen, Zubereitung der Fastensuppen und -säfte und kompetenter Beratung.

Außerdem schreibt Barbara Simonsohn Reisereportagen und engagiert sich bei der Integration von Flüchtlingen. Ihre Homepage wird jährlich von mehr als 360 000 Menschen besucht.

Sie können mit der Autorin Kontakt aufnehmen:

Barbara Simonsohn, Holbeinstr. 26, 22607 Hamburg
E-Mail: info@barbara-simonsohn.de; Tel.: 040-895338;
Fax: 040-893497; Website: www.Barbara-Simonsohn.de

ADRESSEN

Hier finden Sie Azidose-Seminarleiter, -Therapeuten und -Berater, die Azidosebehandlungen, Seminare zum Erlernen der Azidose-Massagen und zum Teil Azidose-Kuren nach Dr. Renate Collier anbieten.

Sebastian Bartning (Berlin):

www.bartning.de
Tel.: (030) 812 999 55
Jahrgang 1957, Heilpraktiker, Fastenleiter und Dozent für Anatomie und Pathologie in Zürich. Seit 1997 bietet er Kuren und Seminare zu folgenden Themen an: Fasten- und Heilfastenkuren in Berlin zur Reinigung von Körper und Geist; Intensivkuren zur Balance des Säure-Basen-Haushalts in Berlin, Bayern und Süditalien; Darmsanierung und Seminare zur Inneren Medizin in der Schweiz. Schwerpunktthemen seiner Tätigkeit sind Ernährungsberatung, Ernährungsaufklärung einschließlich unterstützender Heilmassagen nach Dr. Renate Collier zur Eliminierung von Giften und Säuren aus dem Bindegewebe. Auf der Homepage finden Sie kostenlose Audio-Vorträge wie »Einführung in den Säure-Basen-Haushalt«.

Ilona Schütt (Hamburg):

www.basenfasten-hamburg.net, www.azidose.net
Tel.: (040) 60901752
Ernährungsberaterin, Massagetherapeutin, genussvolles Basenfasten mit Bewegung und Entspannung in mehrtägigen Seminaren, Azidose-Massage und Selbstmassage-Kurse. Praxis in Hamburg-Volksdorf. Ursprünglich in der Öffentlichkeitsarbeit tätig. 1998 Ausbildung bei Dr. Renate Collier, seit 2000 Seminarleiterin (Bundeswehrsozialwerk u. a.), VHS-Kursleiterin, Reflexzonentherapeutin, Klangmassage (Peter Hess), Fortbildungen beim Verband für Unabhängige Gesundheitsberatung e. V.

Barbara Simonsohn (Hamburg):

www.Barbara-Simonsohn.de, www.Azidose-Therapie-Ausbildung.de
Tel.: (040) 895338
Jahrgang 1954, seit mehr als 30 Jahren Azidose-Seminarleiterin und -Therapeutin, geprüft von Dr. Renate Collier. Azidose-Massagen; Vermittlung der Azidose-Massagen in Wochenend-Ausbildungsseminaren; Azidose-, Fasten- und Darmreinigungskuren (Nulldiät mit Gemüsebrühe und Frischsäften oder Buchweizenbrötchen und Pflanzenmilch für Kauschulung oder »Basenfasten«) in Deutschland, Österreich und auf Teneriffa; Fasten nach Buchinger/Lützner/Dahlke; auch Arbeit als individueller Fasten-Coach; VHS-Dozentin; Ernährungsberatung, »Fünf Tibeter«-Ausbildungsleiterin, Reiki-Behandlungen und Kurse im »authentischen Reiki« für alle sieben Grade; Anleitung zur Kopf-Nacken-Selbstmassage in all ihren Reiki-Seminaren.

Ellen Koch (Hamburg):

www.ellen-koch-massagen.de
Tel.: (040) 805353
Ursprünglich Werbeprofi. Vor 17 Jahren durch eigene Kurerfahrung von den Möglichkeiten der Bindegewebsentsäuerung gefesselt. Ausbildung und Zusammenarbeit mit Sebastian Bartning. Eigene Praxis in Hamburg. Schwerpunkte: Massagen nach Dr. Renate Collier, Shiatsu.

Christiane de Jong (Hamburg):

www.vital-in-hamburg.de
Tel. (040) 40167230, 0176-49071594
Dipl.-Oecotrophologin, Heilpraktikerin, Ernährungsberaterin (krankenkassenzertifiziert), Dozentin. In eigener Praxis in Hamburg tätig. Schwerpunkte: Darmgesundheit, Basenfasten, Azidose-Massagen; Seminare/Kurse, in denen dies erlernt und erfahren wird, begleitet von Genuss, Bewegung und Achtsamkeit.

Daniela Lange-Grönwoldt (Hannover):

www.shiatsu-heilpraktikerin.de
Tel.: (0511) 60549781
Heilpraktikerin mit eigener Praxis in Hannover. Schwerpunkte: Therapie bei Gewebeübersäuerung, Massagen nach Grundlagen von Dr. Renate Collier, Ernährungsberatung, Basenfasten, Shiatsu, Wirbelsäulentherapie nach Dorn und Breuß.

Heike Marmann (Unkel bei Bonn):
www.shiatsu-praxis-marmann.de
Tel.: (02224) 9879238
Ärztlich geprüfte Fastenleiterin (dfa), Shiatsu-Praktikerin, Phyto- und Aromaexpertin. Schwerpunkt: Fasten nach Buchinger/Lützner, Basenfasten, Shiatsu, Aroma- und Breuß-Massagen, Massagen nach Grundlagen von Dr. Renate Collier.

Dr. Ruediger Dahlke (Österreich und Deutschland):
www.dahlke.at
Tel. (08564) 819
»Azidose war für mich als Arzt immer ein entscheidendes Kriterium bei der Behandlung. Übersäuerte Patienten sind schmerzempfindlicher und krankheitsanfälliger. So beinhalten meine Lieblingstherapien ›Bewusst fasten‹, ›Peace Food‹ und ›Verbundener Atem‹ Entsäuerung, und die Arbeit mit ›Krankheit als Symbol‹ zielt auch auf Reharmonisierung und Rückkehr zur Mitte.«

Halima Neumann (La Palma):
www.Azidose-Kuren.es
Tel.: (0034) 617672990
Schülerin von Dr. Sylvia Collier. Kleine Gruppen von 4–6 Personen für Azidose-Kuren und Teilfasten mit Spirulina, Grassäften usw. Azidose-Massagen nur als Einzelbehandlung, keine Weitergabe in Gruppen.

Sylvia Collier, die Tochter von Renate Collier, gibt Auskünfte über Leben und Werk ihrer Mutter. Bei ihr erhalten Sie auch die Vorträge, Artikel und Broschüren von Renate Collier sowie eine Liste der von ihr ausgebildeten Azidose-Therapeuten und -Berater in Ihrer Nähe.
Kontakt: sylvia-collier@gmx.de, Tel.: (04551) 960360, Adresse: Hamburger Str. 29, 23795 Bad Segeberg.

Eine Liste von ausgebildeten **Mayr-Ärzten,** die ambulant Mayr-Kuren anbieten, und eine Liste der Mayr-Kurkliniken gegen frankierten Rückumschlag/internationalen Antwortschein bei:
Internationale Gesellschaft der Mayr-Ärzte: www.fxmayr.com

Im **»Mayr-Zentrum Bodensee«** arbeitet die Mayr-Ärztin Dr. Christina Judith Kampmann, die die Massagen von Dr. Renate Collier gelernt hat und auch dort anwendet: www.dr-anam-cara.de

Säure-Basen-Test nach Friedrich Sander: www.labor-bayer.de

Säure-Basen-Test nach Karl Glaesel: Tel. (07531) 67444

Fasten-Kuren: www.bv-fasten-ernährung.de, www.fastenwelt.com. Infos über Fastenarten und Fastenkurse in Deutschland, der Schweiz und Österreich.

Informationen zu **Gesundheits- und Ernährungsthemen:** Verband für Unabhängige Gesundheitsberatung e. V. (UGB): www.ugb.de

Informationen zu Themen wie **Säure-Basen-Haushalt,** Darmmikrobiom, Prostatakrebs u. a.: www.drjacobsinstitut.de

Afa-Algen (wild wachsende Algen vom Klamath-See, Oregon) »Sanacell«: www.sanacell.de, Tel.: (030) 398067-0

Gerstengrassaftpulver »Jade GreenZymes« von Dr. Hagiwara entwickelt, biozertifiziert, über Heiner Telthörster: www.nikkenwellbeing.de/info/CHTe, Tel.: 0172-3803333

Moringablatt-Pulver und -Tee, biozertifiziert, auch Kapseln, Presslinge, Öl, Samen und Moringa-Kosmetik von der Vulkaninsel Teneriffa: www.buch.moringagarden.eu, Tel.: (0031) 475 770099 48 und (02455) 9301864

Basische Kosmetik von Michael Droste-Laux: www.droste-laux.de

Sport/Bewegung: www.dosb.de. Website des Deutschen Olympischen Sportbundes mit vielen Tipps zur Bewegung in jedem Lebensalter. www.lauftreff.de. Informationsportal zum Thema *Laufen*. Lauftipps, Info über Volksläufe und Lauftreffs in Deutschland, Österreich und der Schweiz. www.nordic-walking-infos.de. Informationsportal zu Nordic Walking und Nordic Fitness.

LITERATUR

BÜCHER

Aivanhov, Omraam Mikhael: Yoga der Ernährung. Rottweil: Prosveta 1995

Bachmann, Robert M.: Natürlich gesund durch Säure-Basen-Gleichgewicht. Stuttgart: Trias 2006

Bastigkeit, Matthias: Mikronährstoffe sinnvoll kombinieren: Basen, Vitamine und Mineralstoffe kritisch unter der Lupe. Wien: Maudrich 2012

Bircher, Ralph: Gesundheit mit weniger Eiweiß. Braunwald: Bircher-Brenner 1982

Collier, Renate: Wie neugeboren durch Darmreinigung. Entgiften, entschlacken, Wohlbefinden steigern. München: Gräfe und Unzer 1995 (vergriffen)

Collier, Renate: Natürliche Ernährung in der modernen Welt. Gesund überleben mit lebendiger Nahrung: Band I und II. Hennef: Uta Halft 1984/1986 (vergriffen)

Dahlke, Ruediger: Bewusst Fasten. Ein Wegweiser zu neuen Erfahrungen. München: Goldmann 1996

De Toledo, Francoise Wilhelmi und Hohler, Hubert: Buchinger Heilfasten. Die Original-Methode: Stuttgart: Trias 2010

Droste-Laux, Michael: Gift auf unserer Haut. Warum herkömmliche Kosmetik schadet und wie basische schön und gesund macht. München: Knaur Menssana 2016

Holzer, Renate: Acidose-Selbstmassage: Britzingen: Potamos 2011

Holzer, Renate: Acidose-Selbstmassage (DVD). Britzingen: Potamos 2008

Königs, Peter: Die Azidose-Therapie nach Dr. med. Renate Collier. Frankfurt/M.: Synergie 1994 (vergriffen, Anfragen unter www.azidose.net)

Körber, K. von, Leitzmann, C., Männle, T.: Vollwert-Ernährung – Konzeption einer zeitgemäßen und nachhaltigen Ernährung. Stuttgart: Thieme (11) 2012

Limburg Stirum, John van: Moderne Säure-Basen-Medizin. Physiologie – Diagnostik – Therapie. Stuttgart: Hippokrates 2008

Lützner, Hellmut: Wie neugeboren durch Fasten. München: Gräfe und Unzer (4) 2013

Müller-Wohlfahrt, H.-W.: Mensch, beweg Dich! So stärken Sie Ihr Bindegewebe. München: Zabert Sandmann 2001

Neumann, Halima: Stop der Azidose, Allergien und Haarausfall. Starnberg: Fürhoff 1994

Rauch, Erich: Die Darmreinigung nach Dr. med. F. X. Mayr. Wie Sie richtig entschlacken, entgiften und entsäuern. München: Mosaik bei Goldmann 2011

Rauch, Erich: Milde Ableitungsdiät. Verfasst mit Küchenchef Peter Mayr. Heidelberg: Haug 1978

Sander, Friedrich F.: Die Darmflora in der Physiologie, Pathologie und Therapie des Menschen. Stuttgart: Hippokrates 1948

Sander, Friedrich F.: Der Säure-Basenhaushalt des menschlichen Organismus. Stuttgart: Hippokrates 1999 (Erstauflage 1953)

Schaerf, Helga: Gesund mit basischer Kost. A + H-Selbstverlag, überarbeitete Neuauflage 2002

Schilling, Jürgen: Kau Dich gesund! Stuttgart: Trias 2011

Scholz, Heinz: Mineralstoffe + Spurenelemente. Wichtige Quellen für unsere Gesundheit. Stuttgart: Thieme 1996

Simonsohn, Barbara: Artemisia annua. Heilpflanze der Götter. Murnau: Mankau (4) 2020

Simonsohn, Barbara: Das authentische Reiki. Ganzheitlich heilen mit der ältesten Energiemedizin der Welt. KC Roermond: Jim Humble (2) 2022

Simonsohn, Barbara: Das Basische Prinzip. Dr. Jacobs Schutzformel gegen die größten Gesundheitskiller unserer Zeit. Murnau: Mankau (2) 2020

Simonsohn, Barbara: Die 5 »Tibeter« ganz einfach. Leichte Übungen für Vitalität, Gesundheit und Jugendlichkeit. Darmstadt: Schirner (3) 2020

Simonsohn, Barbara: Einfach Reiki. Wie Sie durch Handauflegen Ihre Selbstheilungskräfte aktivieren, Ihre Energie steigern und Körper, Geist und Seele harmonisieren. Darmstadt: Schirner (1) 2023

Simonsohn, Barbara: Gerstengrassaft. Verjüngungselixier und Power-Drink. Aitrang: Windpferd (14) 2011

Sonnleitner, Katharina und Schmid, Reiner: Der Darm, Zentrum der Gesundheit. Inning/Ammersee: Ernährung & Gesundheit 2010

Wacker, Sabine: Basenfasten. Das große Kochbuch. Stuttgart: Trias (3) 2015

Worlitschek, Michael: Der Säure-Basen-Haushalt. Gesund durch Entsäuerung. Heidelberg, Haug 2., verbesserte Auflage 1996

BROSCHÜREN

Broschüren und Artikel/Aufsätze von Dr. Renate Collier gibt es über ihre Tochter Sylvia Collier, s. Adressteil.

Bartning, Sebastian: »Azidose-Therapie – was bedeutet das? Einführung in die Bedeutung dieser Therapie«, Band 1 (Bartning ist Heilpraktiker und Collier-Schüler, Bezugsquelle unter »Adressen«)

Bartning, Sebastian: »Bindegewebe und Grundregulation. Leitfaden für Einsteiger und Fortgeschrittene«

Bartning, Sebastian: »Milch ohne Mumm. Mehr Gesundheit ohne Milch«

Collier, Renate: »Milchallergie, eine subjektive Bilanz«, durch ihre Tochter Sylvia Collier, ebenfalls Ärztin, überarbeitete Ausgabe, Lübeck 2002

Collier, Renate: »Vegetative Ermüdung als pathogenetisches Prinzip«, o. J., nach einem Vortrag gehalten im April 1967

Collier, Renate: »Der Naturschlaf«, o. J., überarbeitet durch Sylvia Collier, Lübeck 2005

Jacob, Ludwig M.: »Dr. Jacobs Ernährungsplan zur Stoffwechsel- und Gewichtsoptimierung« (www.drjacobsinstitut.de)

Schütt, Ilona M.: »Basisch & lebensfroh!« (Collier-Schülerin, Bezugsquelle unter »Adressen«)

AUFSÄTZE UND ARTIKEL

Bastigkeit, Matthias: »Säure-Basen-Ratgeber«, www.saeure-basen-ratgeber.de

Collier, Renate: »Der Säure-Basen-Haushalt – ein Basisgeschehen im Organismus. Ernährungsfehler und falsche Lebensführung sind entscheidende Faktoren« (ohne Datum)

Collier, Renate: »Die Azidose-Therapie. Entstehung und Bedeutung einer neuen Massagetechnik bei allgemeiner Gewebeübersäuerung im Sinne der latenten Azidose (nach Sander)«, Vortrag vom 17.3.1996 in Bad Orb

Collier, Renate: »Entstehungsgeschichte und moderne Interpretation der Azidose-Therapie« in: »naturamed« 11 (1998) Nr. 2, Mainz: Kirchheim. S. 25–35

Jacob, Ludwig Manfred: »Die Fakten hinter dem Übersäuerungsmythos« (Bezugsquelle unter »Adressen« oder www.drjacobsinstitut.de)

Sander, Friedrich F.: »Über Genese und Pathologie latenter Azidosen«, Sonderdruck aus »Der Deutsche Apotheker«, Mai 1969, 21. Jahrgang

Simonsohn, Barbara: »Sauer macht nicht lustig. Ist der Körper übersäuert, können sich Krankheiten leichter entwickeln. Barbara Simonsohn erklärt, was zu tun ist, um ins gesunde Säure-Basen-Gleichgewicht zu kommen« in: »Körper, Geist und Seele« Hamburg, Juni 1999

Simonsohn, Barbara: »Gesundheit durch Entsäuerung – die Azidose-Therapie nach Dr. Renate Collier« in: »Natürlich leben« Nr. 4/2000

Simonsohn, Barbara: »Gesund durch Entsäuerung« in: »Bio« 5/2000

Simonsohn, Barbara: »Azidose-Therapie nach Dr. Renate Collier. Gesundheit durch Entsäuerung. Säurekrankheiten lassen sich vermeiden!« in: »Der Freie Arzt« Nr. 4/2009

BILDNACHWEIS

Massagebilder S. 78–100: Fotograf: © Theo Hodapp, Model: Esad Kodaman

Bilder von www.shutterstock.com:
Layoutelement: Zitrone # 2157033027 (© Lightkite), S. 142–147 Rahmen der Rezeptfotos: # 2363212161 (© Denys Drozd)
S. 13: # 1424045126 (© Pusteflower9024), S. 24: # 1431751547 (© Tatjana Baibakova), S. 34: # 350599118 (© yuris). S. 46: # 2330124455 (© Kmpzzz), S. 54: # 220848235 (© lkoimages), S. 59: # 154468847 (© Jacob Lund), S. 71: # 351677285 (© Kotin), S. 73: # 648048289 (© pelfophoto, S. 77: # 163434386 (© B-D-S Piotr Marcinski), S. 103: # 139311575 (© Dirim), S. 107: # 2152157243(© Pro-stock-studio), S. 122: # 141071035 (© stockfour), S. 128: # 646441714 (© Africa Studio), S. 135: # 369433982 (© 13Smile), S. 140: # 1680029008 (© Oleg Troino), S. 142: # 226296970 (© icarmen13), S. 143 oben: # 58279378 (© Wiktory), unten: # 235247101 (© Photosiber), S. 144 oben: # 246171757 (© paulista), unten: # 223900150 (© Heike Rau), S. 145 oben: # 377225617 (© Lecic), unten: # 183132041 (© margouillat photo), S. 146 oben: # 415854634 (© alisafarov), unten: # 175849013 (© Liv friis-larsen), S. 147: # 217217959 (© Dream79), S. 148 oben: # 186110270 (© matka_Wariatka), unten: # 394253341 (© Brent Hofacker), S. 149 oben: # 62384413 (© happydancing), unten: # 40341496 (© Patty Orly)

Alle weiteren Bilder: © Barbara Simonsohn